NOTES
D'UN VOYAGE
CHIRURGICAL
EN ARGENTINE
ET AU BRÉSIL

==== PAR ====

LE PROFESSEUR POZZI

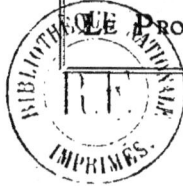

NOTES D'UN VOYAGE CHIRURGICAL
EN ARGENTINE ET AU BRÉSIL

Par M. le Professeur S. Pozzi [1]

L'Amérique du Sud, l'Argentine en particulier, est à l'ordre du jour. Les magnifiques fêtes de l'Indépendance ont amené à Buenos-Aires une grande quantité d'Européens et plusieurs Français de marque. En passant, la plupart se sont arrêtés plus ou moins à Rio-de-Janeiro et à Montevideo et ont fait un séjour trop court à leur gré au Brésil et dans l'Uruguay. Ils ont rapporté de ce double ou triple voyage des souvenirs inoubliables. Le public parisien qui a apprécié la belle conférence de M. Pierre Baudin, suit avec intérêt les récits attachants de MM. Clemenceau dans l'*Illustration* et Jules Huret dans le *Figaro*. Il ne resterait rien à glaner après eux pour un autre narrateur, s'il avait l'ambition de marcher dans la même voie.

Aussi, est-ce parce que je me limite à un point de vue très spécial que j'oserai solliciter votre attention. Je suis allé comme médecin dans l'Amérique du Sud, invité libéralement par le Gouvernement Argentin aux Congrès médicaux qui se sont tenus dans la capitale au moment du Centenaire, et délégué par le gouvernement français pour y représenter la Faculté et l'Académie de Médecine. Je ne parlerai donc qu'en médecin. Je ne puis, certes, songer à relater en une heure tout ce que j'ai vu d'intéressant, pendant un séjour de deux mois et demi, dans ce pays neuf. Je me bornerai à vous donner un aperçu de certains points qui m'ont

---

1. Conférence faite le 29 mars 1911, à la Policlinique H. de Rothschild.

particulièrement frappé. D'abord l'installation des hôpitaux à Buenos-Aires, bien faite pour démontrer l'importance des progrès scientifiques récents du peuple argentin. Parmi ces hôpitaux, je consacrerai une étude spéciale à l'asile d'aliénés modèle créé par le docteur Cabred, où se réalise une véritable révolution dans le traitement des fous. Enfin, sans pouvoir m'arrêter en Uruguay[1] je passerai au Brésil pour vous décrire ma visite à l'Institut de Butantan, près Saint-Paul où le docteur Vital Brazil a réalisé dans des conditions exceptionnelles la fabrication des sérums antivenimeux contre la morsure des serpents.

Je crains fort que cette diversité ne donne à mon exposé un caractère un peu incohérent et décousu : je sollicite toute votre indulgence.

I

EN ARGENTINE. — LES HÔPITAUX DE BUENOS-AIRES.

Je ne crains pas de l'affirmer : un des indices les plus certains de l'état de civilisation d'un pays est l'installation de ses hôpitaux.

A ce point de vue, Buenos-Aires se place au premier rang des nations modernes. J'avoue que je ne m'attendais pas à ce que j'y ai rencontré. Assurément, il existe encore des bâtiments anciens et des installations défectueuses; mais n'y en a-t-il pas à Paris? Par contre, les hôpitaux nouveaux sont construits avec une entente parfaite de l'hygiène hospitalière; les salles d'opération ne seraient pas déplacées à Paris, à Berlin, à New-York. Partout on trouve le souci de réaliser les derniers perfectionnements, d'être, *dans le mouvement, up to date*. L'aménagement intérieur, le mobilier chirurgical, les appareils de stérilisation, les instruments, le matériel de pansement, viennent des meilleures maisons

---

1. Je n'ai pu rester qu'un seul jour à Montevideo, et ce que j'y ai vu me donne le plus vif désir d'y séjourner, une autre fois, plus longtemps. La nouvelle Faculté de médecine, encore en construction l'an dernier, promet d'être l'une des plus belles du monde entier. Elle compte un grand nombre de professeurs éminents, parmi lesquels je dois me borner à ne citer que quelques noms : le Dr Visca, mon vieil ami et collègue d'internat, qui a laissé à Paris de si bons souvenirs; le Dr Manuel Quintela, doyen de la Faculté; le Dr G. Pouey, le Dr G. Arrizabalaga, le Dr Augusto Turenne, le Dr B. Nieto, le Dr José Scosieria, etc.; je n'oublie pas non plus les Drs F. Cortabarrica, L. Merola, J.-A. Agueria, J. Giampetri, M. Becerro de Bengoa, etc., etc. A tous j'adresse mon cordial remerciement pour l'inoubliable réception qu'ils m'ont faite.

françaises, allemandes, suisses, américaines. Cet éclectisme judicieux est frappant et bien caractéristique du patriotisme intelligent de ce jeune peuple avide d'arriver au premier rang, en prenant le bien où il se trouve, sans qu'un nationalisme étroit l'empêche de reconnaître ce qu'il faut pour cela emprunter à l'étranger.

Je ne saurais avoir l'ambition de présenter une monographie complète des hôpitaux de Buenos-Aires, même en me bornant, comme je fais, au côté chirurgical. Je désire seulement en donner une notion assez précise pour qu'on puisse se rendre compte des efforts qui ont été accomplis en peu d'années pour les amener au point où ils sont déjà, et préparer un avenir encore supérieur.

*
* *

CLASSIFICATION DES HÔPITAUX. — Au point de vue administratif, les hôpitaux de Buenos-Aires se classent de la façon suivante :

1° *Hôpitaux de l'Assistance publique* : Hôpital San Roque, Hôpital du Nord, Hôpital Rawson, Hôpital Muniz (pour les maladies contagieuses), Hôpital Pirovano, Hôpital Alvarez, Hôpital Alvear (chroniques), Hôpital Tornu (tuberculeux).

2° *Hôpitaux de la Société de Bienfaisance de la Capitale.* — Cette Société due à l'initiative privée est constituée par des dames charitables; la présidente actuelle est Mme Sofia Arning de Bengolea. Chaque hôpital est administré par un Conseil d'administration dont font partie des dames exclusivement.

La direction de l'hôpital est confiée à un médecin qui a un service dans l'hôpital (exemple : Professeur Molina à Rivadavia). De cette association relèvent les hôpitaux de Rivadavia et l'hôpital des Enfants et des femmes aliénées (Mercedès).

Ces hôpitaux sont beaucoup plus riches que ceux de l'assistance publique. Ils reçoivent une importante subvention de l'administration, mais leurs principaux revenus proviennent de dons et du produit de fêtes, de ventes dont un Comité de dames appartenant à la haute société prend l'initiative chaque année. Ce sont des œuvres *bien pensantes* comme nous disons en France.

3° *Hôpitaux appartenant aux colonies étrangères* : L'Hôpital Français, l'Hôpital Espagnol, l'Hôpital Allemand et l'Hôpital Anglais. Je n'ai pu visiter que les deux premiers.

L'*Hôpital Français* appartient à la Société française de Bienfaisance du Rio de la Plata, qui a organisé dans la République d'autres œuvres de secours. La colonie française fait tous les ans de gros sacrifices pour cet établissement qui est d'ailleurs très bien administré. Mais l'hôpital est déjà assez ancien et il serait à désirer que le gouvernement français accordât une subvention pour le mettre à la hauteur de l'importance de notre colonie à Buenos-Aires. Le chirurgien et accoucheur est mon ami le Dr Laure.

L'*Hôpital Espagnol*, dont le fonctionnement est analogue, est un des hôpitaux les plus neufs de Buenos-Aires.

4° *Hôpitaux dépendant de la Faculté de médecine.* — C'est à l'Hôpital des Cliniques que sont réunies les Cliniques de la Faculté; toutefois la Faculté a des services à l'Hôpital San Roque : ce sont la Maternité du professeur Canton et le service de chirurgie du professeur Palma [1]. Cet hôpital est insuffisant. Aussi pour loger les Cliniques de la Faculté, le gouvernement argentin, sur l'initiative du professeur Eliséo Canton, a décidé de faire construire un magnifique établissement hospitalier qui servira en même temps de centre d'enseignement. Il portera le nom de « Policlinique José de San Martin » et s'élèvera à la place de l'ancien Hôpital des Cliniques et sur les terrains avoisinants.

La Policlinique se composera de pavillons isolés les uns des autres par des espaces libres plantés en jardins; 12 pavillons sont destinés à l'installation des diverses cliniques générales et spéciales qui, à Paris, sont incommodément disséminées aux quatre coins de la capitale dans des hôpitaux différents. Ils seront à un étage avec rez-de-chaussée suré-

---

1. Il m'est impossible de parler de l'Hôpital des Cliniques de Buenos-Aires sans y saluer au passage mon vieil ami l'éminent Dr Luiz Guemes, professeur de clinique médicale, sénateur, l'un des hommes les plus importants de la capitale. Son frère, le Dr Adolfo Guemes, jeune chirurgien d'avenir, est assistant du professeur Caballero.

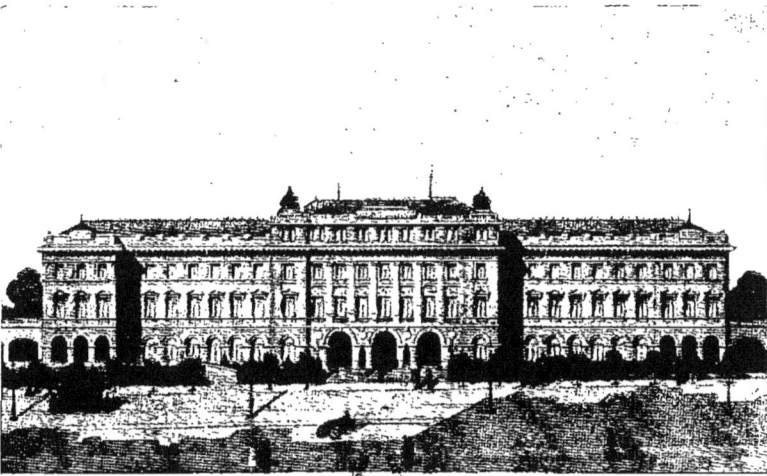

Policlinique José de San Martin (en projet) — Bâtiment central de l'administration.

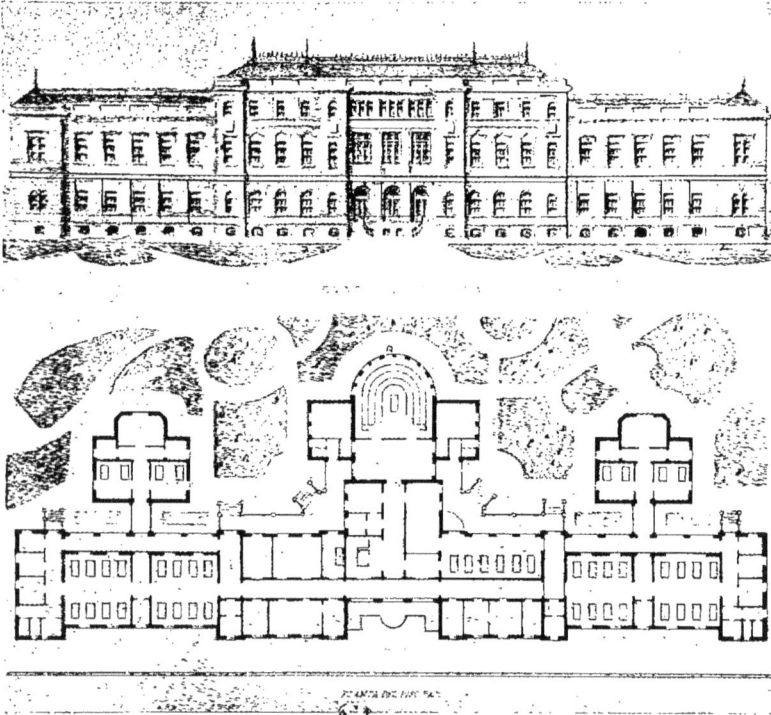

Policlinique José de San Martín. — Pavillon de la clinique gynécologique
(élévation et plan).

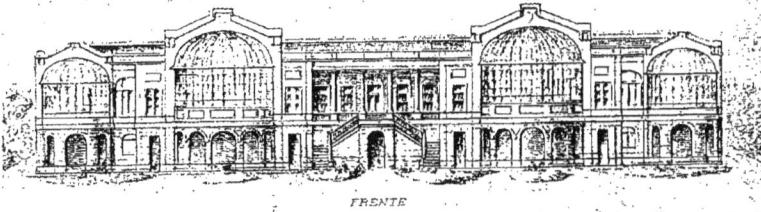

FRENTE

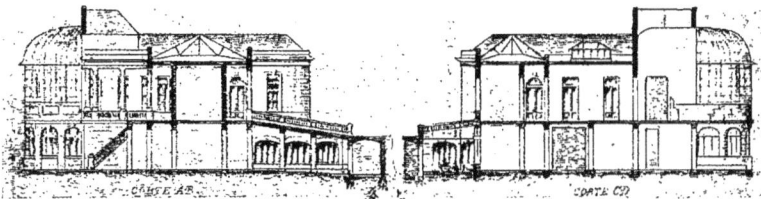

CORTE AB.   CORTE CD.

Policlinique José de San Martin — Pavillon où sont réunies
toutes les salles d'opérations (élévation et coupe).

levé. Les salles d'opérations seront groupées dans un pavillon spécial aménagé avec les derniers perfectionnements, et communiquant avec les diverses cliniques.

Les laboratoires seront installés dans un grand pavillon. Il y aura de vastes bâtiments pour les services de radiothérapie, d'électricité médicale, les bains, la buanderie, la cuisine. Enfin, on établira dans cet hôpital une école d'infirmières.

Les pavillons seront réunis ensemble par des galeries souterraines.

L'ensemble de la Policlinique promet d'être grandiose. Il ne devra être employé dans la construction que des matériaux de premier choix ; partout le chauffage à la vapeur d'eau, des ventilateurs, l'éclairage électrique, de nombreux ascenseurs, des monte-charges.

Le prix de cette Policlinique sera fort élevé ; le devis de construction est de 14 millions de pesos, soit 32 millions de francs. Restent le prix des terrains à acheter, le coût de l'aménagement ; il faudra, d'après les avis les plus autorisés, compter au moins 50 millions de francs pour terminer cette installation magnifique. Elle surpassera l'Institution analogue de Rome, la Policlinique Humberto Ier, due aux persévérants efforts du professeur Baccelli ; elle sera pourtant un peu moins grande que la nouvelle Policlinique de Vienne, qui a remplacé les bâtiments vétustes de l'Allgemeine Krankenhaus. Paris est encore privé d'une institution de ce genre, réunissant, au grand bénéfice des étudiants, tous les moyens d'études cliniques ou expérimentales. Quand ce magnifique établissement sera achevé, ainsi que la nouvelle installation de la Morgue et de l'École pratique sur le boulevard Cordoba, Buenos-Aires, avec sa belle Faculté de Médecine, sera mieux dotée pour l'enseignement des sciences médicales qu'aucune autre ville du Nouveau Monde et que la plupart des capitales de l'Europe.

* *

ANCIENS HÔPITAUX. — Il existe de vieux hôpitaux à Buenos-Aires. Sans doute, ils n'ont point l'âge respectable de l'hôpital Laënnec ou de la Charité à Paris. Mais pour l'Argentine, une bâtisse de cinquante ans est très vieille et vouée à la démolition.

Parmi ces hôpitaux sont, pour ne citer que ceux que j'ai vus, Rawson, l'hôpital des Cliniques, San Roque et l'hôpital du Nord. Dans ces divers hôpitaux, on a cherché à tirer parti le mieux possible de ce qui existait en le rajeunissant et en l'aménageant.

L'Hôpital Rawson se compose de pavillons à un simple rez-de-chaussée surélevé. Les bâtiments ont un aspect assez vieux. Ils sont construits en briques et recouverts, à l'extérieur, de l'enduit-ciment habituel aux constructions de Buenos-Aires. Le service de chirurgie du Dr Llobet que j'y ai visité, a été fort bien réorganisé. Les bâtiments sont séparés par de vastes jardins plantés d'arbres, d'ombus, de tipas, de palmiers. Les allées et les cours sont recouvertes de brique pilée qui donne une tonalité rouge assez spéciale à tout l'hôpital.

L'Hôpital des Cliniques a été reconstruit en 1880. Il est situé en face de la Faculté de Médecine et se compose de vastes bâtiments à un étage dispersés sur une grande superficie.

L'Hôpital San Roque est également un vieil hôpital. Il a été reconstruit il y a une cinquantaine d'années, mais, depuis, on y a fait de grands changements. Les jardins sont vastes et plantés d'arbres et d'arbustes du pays. Des galeries couvertes et vitrées d'un seul côté réunissent les divers corps de bâtiments. Je citerai parmi les chirurgiens, ceux que j'y ai vu opérer : MM. Castano, Palma, Lagarde et Roberston.

Ce vieil hôpital contient une partie entièrement neuve, qui est le service du professeur Élisée Canton, que je dois décrire avec quelques détails.

*
* *

HÔPITAUX NOUVEAUX. — *La Maternité du professeur Élisée Canton* est établie dans l'ancien hôpital San Roque, mais elle a été construite à neuf dans d'anciens bâtiments que l'on a transformés, augmentés, surélevés. Il est assisté par M. Zarate, qui est également chef de service à l'Hôpital du Nord; il est l'auteur d'un excellent manuel d'obstétrique.

La maternité de San Roque est l'œuvre personnelle de M. Élisée Canton, qui a installé là un service exceptionnel.

Il a été créé il y a douze ans. Une salle y est réservée à la gynécologie et trois aux accouchements.

Les bâtiments sont construits en briques vernissées avec squelette en poutres d'acier. Tous les parquets sont en carreaux de ciment clair. Les murs sont peints au ripolin, et lavables.

Le rez-de-chaussée est occupé par les deux salles de consultation. Celles-ci sont de vastes pièces bien éclairées; l'une est réservée aux consultations d'obstétrique, l'autre aux consultations de gynécologie; leur disposition est la même. La table d'examen est une table en fer laqué, avec récipient pour recevoir l'eau du lavage des malades. Des lavabos à eau stérilisée, très simples avec robinet se manœuvrant avec la main, occupent la moitié d'un des panneaux. Les instruments nécessaires à l'examen sont autoclavés dans une petite pièce attenante et apportés sur des plateaux stérilisés. Ces deux salles d'examen sont précédées de plusieurs salles d'attente.

Au rez-de-chaussée, se trouve également une salle de cours. Le reste du rez-de-chaussée est occupé par les services administratifs.

Au premier étage sont les salles de malades. Elles sont desservies par un vaste couloir, sur lequel elles s'ouvrent symétriquement. Tout est remarquable de clarté et de propreté. Elles portent les noms de Semmelweis, Tarnier, Olshausen, Pinard. Elles sont très hautes, avec de grandes fenêtres; elles sont peintes en ripolin et recouvertes de faïence jusqu'à une hauteur de 2 mètres; les coins sont arrondis.

Vu la clémence des hivers, il n'y a pas d'appareil de chauffage; j'ai regretté la ventilation spéciale, comme dans les hôpitaux des États-Unis où elle est si parfaitement organisée; il y a une distribution d'eau stérilisée dans tout le service.

Trois de ces salles sont réservées à l'obstétrique. Au-dessus des portes sont des inscriptions en grosses lettres; ce sont une série de conseils pratiques donnés aux mères pour élever leurs enfants, au milieu desquels se détache celle-ci : TOUTE FEMME QUI SUIVRA LES CONSEILS QU'ON LUI DONNE ICI ET FERA SELON CE QUI LUI EST PRESCRIT AURA DES ENFANTS BEAUX ET VIGOUREUX.

Au bout de la salle Semmelweis est une vaste véranda, avec plantes vertes, fauteuils, petites tables. Elle sert de lieu de réunion aux malades qui peuvent se lever.

La quatrième salle est réservée aux malades de gynécologie. La disposition est la même que pour les salles d'accouchement.

La salle de travail est à deux lits seulement. Elle est organisée comme les salles de travail habituelles. Il faut signaler un évier spécial, qui sert de *laveur du délivre*.

Dans la salle des couveuses sont installées des couveuses très perfectionnées avec chauffage électrique et ventilation automatique construites par Lutz et Schultz, de Buenos-Aires.

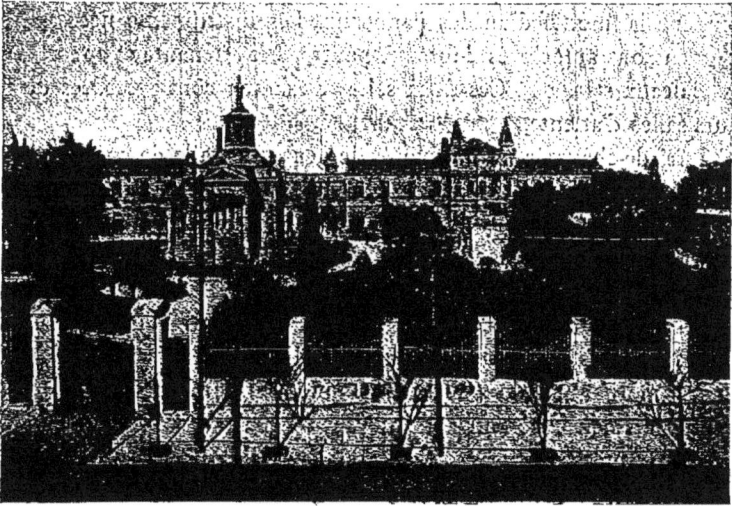

Fig. 1. — Hôpital Rivadavia. — Vue (partielle) du côté de l'Avenida Las Heras :
salle d'opération, maison de santé, chapelle.

Chaque salle a ses boîtes de pansements marquées de son nom, de façon à ce qu'il n'y ait jamais de confusion. (De même, tout le linge, tous les objets de cuisine sont spécialisés à chaque salle.)

A côté de ces grandes salles de malades, il y a de petites chambres à un et deux lits, pour les infectées.

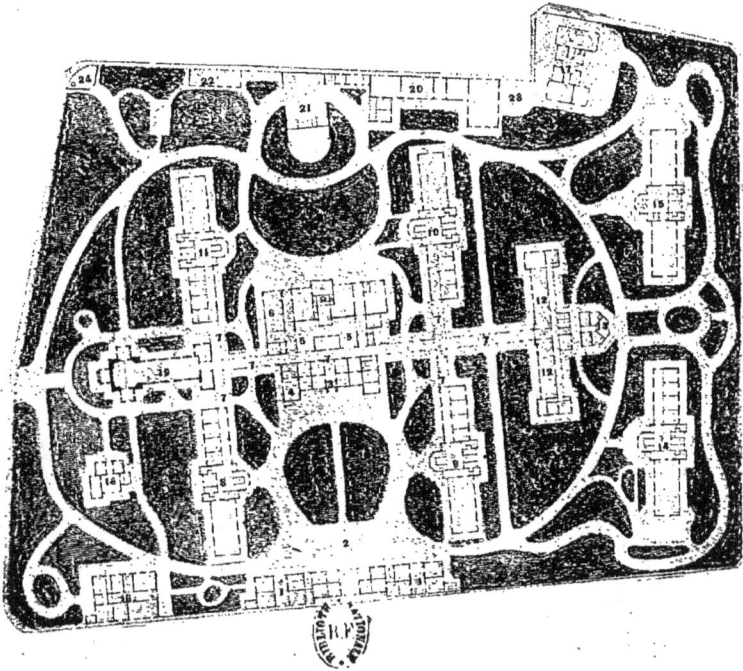

Plan de l'Hôpital Rivadavia.

Au bout du premier étage est le *Musée d'Anatomie pathologique* du professeur Canton. Il y a là des pièces remarquables : bassins rétrécis en coupe sagittale, renfermant encore le fœtus ; ruptures utérines, insertion vicieuse du placenta, etc. On y voit tous les détails des phases de l'accouchement ; des grossesses extra-utérines ; des utérus gravides fibromateux, cancéreux ; des grossesses compliquées de kystes hydatiques, etc.

C'est avec ces documents que le professeur Canton a composé son magnifique atlas d'anatomie pathologique obstétricale en cours de publication actuellement, et qui a coûté 50.000 francs environ à éditer.

Le deuxième étage mansardé est occupé par les *laboratoires* d'anatomie pathologique, de radiographie et de photographie.

L'*Hôpital Rivadavia* (réservé aux femmes) est un hôpital neuf. Il est construit dans le beau quartier de la Recoleta. Il est formé d'une série de pavillons situés au milieu de jardins plantés d'arbres, d'arbustes et luxueusement entretenus. Les bâtiments sont en pierre blanche ; ils ont un rez-de-chaussée et un seul étage ; mais, les pavillons *Cobo* et *du XIXe siècle* ont deux étages. Il occupe une superficie de 42.850 mètres carrés, dont 8.212 sont bâtis.

Les pavillons sont au nombre de cinq (deux de médecine, deux de chirurgie, un d'accouchement), plus le *Pavillon du XIXe siècle* réservé aux tuberculeux et le *Pavillon Cobo* réservé à la gynécologie, qui sont séparés du reste de l'hôpital et construits d'une façon un peu différente.

Dans son ensemble, Rivadavia se présente avec un aspect riant. Il semble que tout y soit réuni pour donner aux malades cette impression de quiétude et de confortable qui leur est si favorable et dont je suis à Paris le plus fervent partisan.

Les pavillons, groupés le long d'un vaste couloir central, à grande allure, comprennent : des grandes salles de malades, des petites chambres d'isolement (dont quelques-unes sont payantes), des annexes (cuisine, salles de bains, salles de pansement). Ni chauffage, ni ventilation : seul le Pavillon Cobo est chauffé à la vapeur d'eau et a des ventilateurs électriques.

Les salles ont une trentaine de lits de modèle nouveau et confortable. Dans les salles de chirurgie, ces lits sont munis, à la tête, d'une tablette pivotante qui, abaissée, se place au niveau des mains de la malade et lui permet de manger, d'écrire ou de lire facilement. Cette disposition très pratique mériterait d'être imitée chez nous.

· A la Maternité, un berceau est *accroché* sur le côté du lit. L'enfant peut être ainsi facilement pris par sa mère, et il résulte de cette disposition un encombrement moindre de la salle.

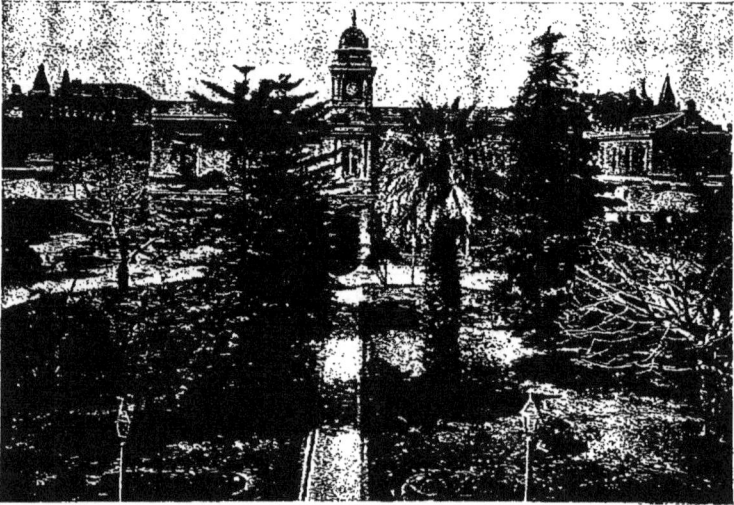

Fig. 2. — Hôpital Rivadavia. — Cour d'honneur.

Les petites chambres sont réservées, soit à de grandes malades, soit à des malades payantes. Le prix de ces chambres est de 5, 10 et 15 pesos par jour (le peso vaut 2 fr. 20). Les plus chères sont meublées d'un lit, d'une armoire à glace, de fauteuils et de chaises; un cabinet de toilette avec baignoire y est annexé. Les chambres moins chères sont plus modestes et celles de 5 pesos sont à deux lits.

Partout existent des ascenseurs, des monte-charges et le téléphone.

Le *Pavillon Cobo*, réservé à la gynécologie, est construit avec un luxe réel, grâce à la générosité de la famille Cobo, une des grandes familles de Buenos-Aires.

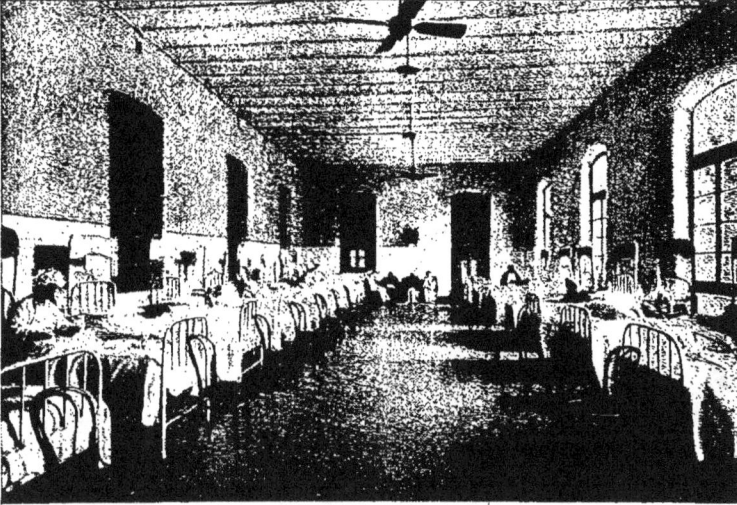

Hôpital Rivadavia. — Une salle de malades du pavillon Cobo, avec 20 lits.
Chaüffage à la vapeur d'eau sous basse pression ; ventilation électrique.

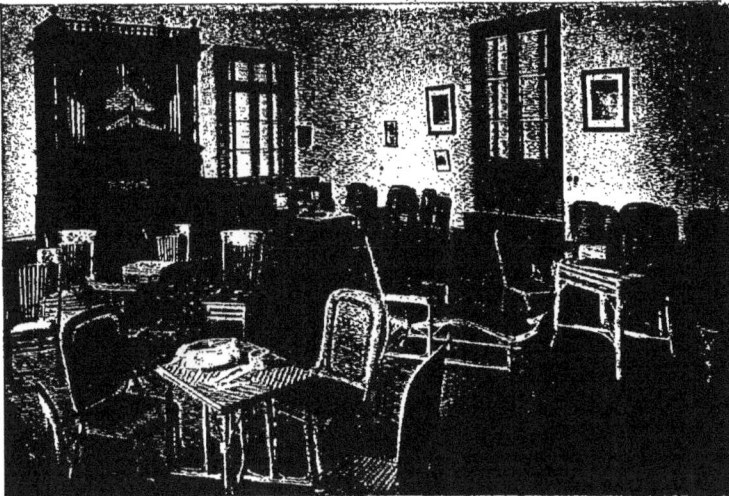

Hôpital Rivadavia. — Salle de Conférences et de récréation.

Au rez-de-chaussée se trouvent les offices, les cuisines et les chambres d'infirmières. Celles-ci sont à deux lits et à deux jolies armoires, avec une toilette confortable. Les meubles sont simples. Le tout est d'une extrême propreté. Les réfectoires qui sont réservés au personnel sont spacieux et gais.

Au premier étage sont deux grandes salles de malades. Au deuxième étage, une grande salle de malades, la salle d'opérations et ses annexes. L'aménagement de tout ce pavillon est parfait.

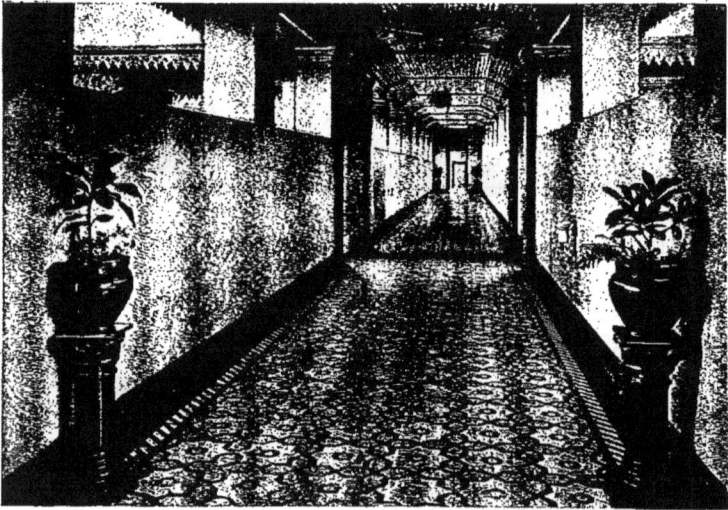

FIG. 3. — Hôpital Rivadavia. — Galerie centrale desservant les différents services.

A l'une des extrémités de ce pavillon est la *Salle de réunion* réservée aux malades. C'est une vaste pièce avec grandes fenêtres, d'où la vue s'étend sur les jardins de la Recoleta et sur la ville. Elle est meublée de petites tables, de fauteuils, de chaises longues. Elle a une bibliothèque où voisinent des livres en langues espagnole, française, anglaise, et quelques traités de médecine et des ouvrages scientifiques. Malades et étudiants peuvent y puiser. Dans cette salle existe un grand orgue mécanique qui nous a salués de la *Marseillaise* et de l'*Hymne argentin*, puis d'airs d'opéra, lors de notre visite. Il a coûté un prix très élevé et a pu être acheté avec le produit de la légère rétribution perçue pour les consultations externes de 1908.

Le *Pavillon du XIXe siècle* est aménagé spécialement pour soigner les tuberculeux. Il possède une véranda spacieuse et des galeries d'aération ouvertes sur les jardins de l'hôpital.

Enfin il faut signaler l'installation moderne des cuisines, de la buanderie, de la lingerie avec ses étuves, et surtout des laboratoires [1].

L'*Hôpital des Enfants* a été construit par pavillons édifiés successivement depuis 1895. Ils occupent une superficie de 5 hectares 1/2. Il y a 8 pavillons, dont 4 sont réservés à la chirurgie. On peut mettre 60 malades environ par pavillon de médecine, et 60 environ par pavillon de chirurgie.

Ces pavillons sont construits à un seul rez-de-chaussée, en briques vernissées. Chaque pavillon est longé par une galerie ouverte sur les jardins. Les 4 pavillons de chirurgie dirigés par le Dr Castro sont groupés autour du pavillon central d'opérations ; des galeries couvertes les réunissent entre eux. Dans chaque pavillon sont deux grandes salles de malades, des petites chambres, des salles de pansement, de bains, et un réfectoire. Les salles, à 16 lits, portent le nom de médecins célèbres.

Le parquet est en carreaux de céramique blanche. Les murs sont

---

1. Pendant l'année 1909, on a soigné à l'hôpital Rivadavia, 5.448 malades.
La mortalité a été de 317, soit 5,8 pour 100.
On y a pratiqué 2.125 opérations :

> 992 laparotomies.
> 642 opérations vaginales.
> 332 opérations variées.
> 159 opérations obstétricales.

La mortalité a été de 94 décès.
A la Maternité, 837 accouchements.
La consultation externe de l'hospice a donné des soins à 24.437 malades. De ces consultations, 8.635 furent gratuites. On perçoit, en effet, une légère redevance pour chaque consultation donnée aux malades qui ne sont pas absolument indigents.
En 1908, cette redevance était de 20 centavos (45 centimes environ). C'est avec le produit de ces consultations qu'a été acheté l'orgue placé dans la salle de réunion du pavillon Cobo.

revêtus de faïence blanche jusqu'à une hauteur de 2 mètres; le reste est peint en blanc. Toutes les salles ont un chauffage à la vapeur; les radiateurs sont protégés par une enveloppe grillagée pour éviter que les enfants ne se brûlent. Des prises d'air amènent l'air de l'extérieur au niveau des radiateurs.

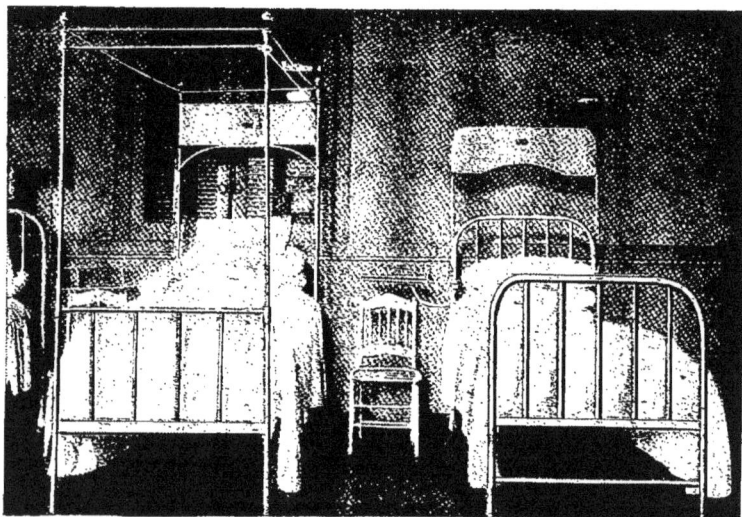

FIG. 4. — Hôpital Rivadavia (Pavillon Cobo) : Lit avec tablette mobile (relevée).

Les réfectoires sont très propres, très gais et ont un mobilier à la taille des enfants. Partout il y a une canalisation distribuant l'eau stérilisée chaude et froide.

Partout le téléphone avec l'administration de l'hôpital, la Communauté et avec la Ville.

Le directeur technique est le Dr Arraga.

L'Hôpital des Enfants trouvés (*Casa des Expositos*) est digne d'être visité. Il contient 800 enfants en bas âge, nourris au sein, avec les nourrices qui y sont logées. Les plus âgés ont 2 ans 1/2. L'institution du tour est supprimée. L'admission des enfants est prononcée par une Commission de dames faisant partie de la Société de bienfaisance; cela évite de recevoir des enfants atteints de maladie contagieuse ou mourants, ou même des cadavres, comme cela se produisait auparavant. Cet hôpital est fort bien installé. Le service de chirurgie est confié au professeur

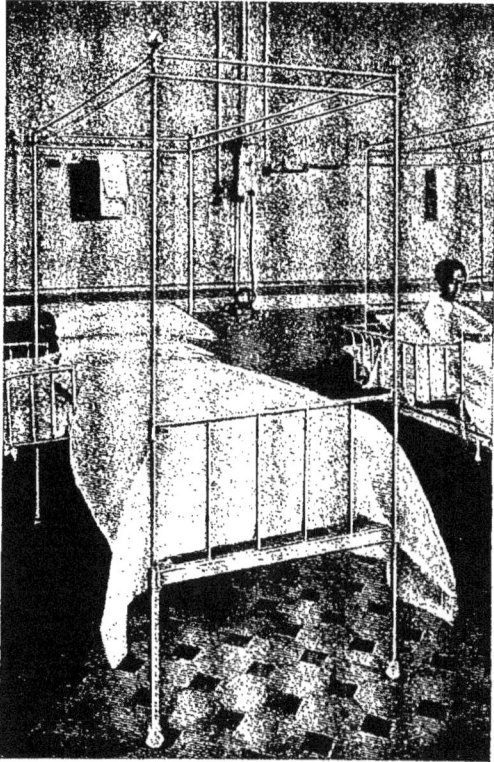

FIG. 5. — Hôpital Rivadavia. — Lit d'accouchée avec berceau fixé latéralement.

Cranwell, qui a une bonne installation. L'hôpital lui-même est dirigé par le professeur Centeno, qui a présidé à son excellente organisation.

Je citerai enfin l'*Hôpital ophtalmologique*, spécialement construit vers

1900 pour le traitement des maladies des yeux. Il est sous la direction du professeur Wernicke. Il contient 300 à 400 lits.

Ces derniers hôpitaux (à partir de l'hôpital Rivadavia inclusivement) dépendent de la Société de bienfaisance, ce qui explique le luxe de leur installation relativement aux hôpitaux dépendant de l'Assistance publique, car la charité privée est toujours plus généreuse que la charité gouvernementale.

Exceptionnellement, la Maternité, qui dépend de la Faculté, quoique placée à l'Hôpital San Roque dépendant de l'Assistance publique, y a été installée sur un pied particulièrement luxueux, ainsi que je l'ai décrit. Mais on ne saurait oublier que le directeur de cette Maternité modèle, le Prof. Elisée Canton, doyen de la Faculté, est en même temps Président de la Chambre des députés.

L'*Hôpital Espagnol* est au nombre des Hôpitaux neufs de Buenos-Aires, qui méritent une mention particulière. C'est un grand bâtiment construit en briques vernissées polychromes, de style néo-mauresque. Le toit du pavillon central est surmonté d'un dôme de faïence verte. Les fenêtres du deuxième étage sont à tabatière avec un encadrement de faïence verte. Les divers corps de bâtiment sont groupés autour de deux *patios* remplis de conifères, de palmiers, etc... Un escalier de marbre s'ouvre sur chacune de ces cours intérieures. Du côté de ces jardins, les bâtiments sont longés par des galeries en bois découpé.

L'Hôpital Espagnol vient à peine d'être achevé, et déjà la Colonie Espagnole projette de faire construire en dehors de la ville un autre hôpital qui renfermera 500 lits. Il occupera une superficie de 13 hectares et se composera de bâtiments parallèles branchés sur une galerie couverte et vitrée. Les pavillons seront à un seul rez-de-chaussée mais pourront être exhaussés d'un étage le jour où le besoin s'en fera sentir par suite de l'accroissement constant de la population espagnole à Buenos-Aires. Cette précaution et cette prévoyance sont très habituelles dans ces pays neufs; elles mériteraient d'être imitées dans notre vieux continent.

*
* *

Salles d'Opérations des hôpitaux de Buenos-Aires. — Comme dans toutes les grandes villes, il existe à Buenos-Aires des salles d'opérations qui ont été aménagées dans les vieux hôpitaux lors de leur création et qui ont été conservées telles qu'elles étaient, ou à peu près. Ce sont d'ailleurs les moins nombreuses et il n'en restera bientôt plus. Dans les vieux hôpitaux où il a fallu construire des salles neuves, on a tiré le meilleur parti possible des bâtiments existants et ces dernières salles sont généralement très bien installées. Enfin, dans les hôpitaux neufs les architectes se sont attachés à construire des salles pratiques, claires, possédant tous les perfectionnements modernes.

Dans les vieux hôpitaux où on a conservé les anciennes salles d'opérations, quelques-unes manquent de clarté ; le jour n'y vient que par une seule fenêtre ; les murs sont sombres ; le parquet est assez mal entretenu ; le système des lavabos est primitif ; le chauffage est assuré par un poêle à feu continu.

Mais le plus souvent les vieilles salles ont été refaites (salles d'opérations du Dr Palma et du Dr Castaño à San Roque ; des Drs Bazterrica et Gondolfo à l'hôpital des Cliniques). Celle du professeur Bazterrica à l'hôpital des Cliniques est très bien comprise. C'est une vaste pièce quadrangulaire recevant de la lumière par une large baie vitrée et par une verrière au plafond. Le parquet est en carreaux de ciment blanc ; les murs sont recouverts d'opaline à une hauteur de deux mètres ; le reste est au ripolin ; les coins sont arrondis. Les lavabos à eau stérilisée sont dans une petite pièce attenante. Elle a été refaite il y a quelques années.

Au-dessous du service et de la salle d'opérations du Professeur Bazterrica à l'Hôpital des Cliniques, au rez-de-chaussée, existe le service du professeur Angel Centeno, pour les maladies de l'enfance. Il est assisté par un chirurgien, le Dr Herrera Vegas, qui y opère les cas chirurgicaux de la clinique infantile ; il y a une salle annexe pour l'orthopédie.

La salle d'opérations du docteur Palma à San Roque est également très propre et très pratique.

Il nous faut noter la multiplicité des tables d'opérations dans chacune de ces salles : on fait deux opérations en même temps dans les salles du docteur Palma et du docteur Gandolfo. Par contre, il y a une seule table

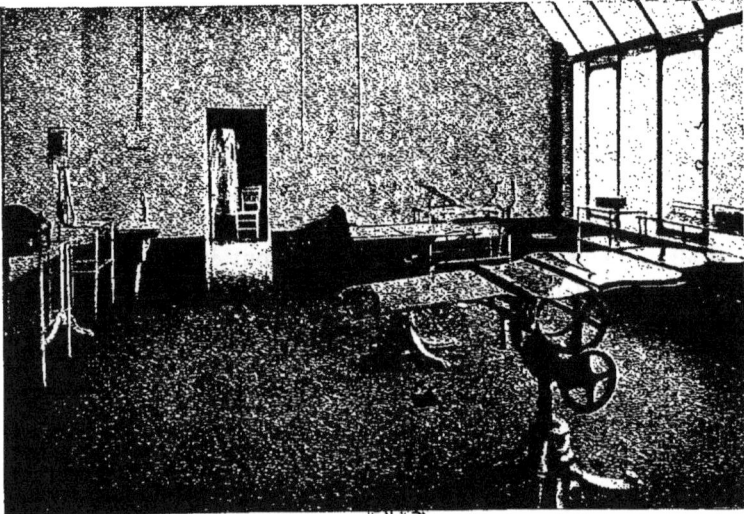

Hôpital Rivadavia. — Salle d'opérations du Professeur Caballero.

dans la salle du professeur Bazterrica. De même, dans les salles d'opérations neuves on a conservé l'habitude d'avoir plusieurs tables.

Il y a des salles d'opérations nouvelles dans les Hôpitaux neufs. À l'Hôpital Rivadavia, le pavillon d'opérations du docteur Caballero est un petit bâtiment isolé du reste de l'hôpital. Il se compose d'une belle salle d'opérations, d'une petite salle servant d'entrée, d'une vaste salle de stérilisation. La salle d'opérations est suffisamment grande même avec les trois tables d'opérations qu'elle comporte. Elle est éclairée par une verrière qui occupe un des côtés de la salle et reçoit l'éclairage d'en haut par deux verrières du plafond. Les murs sont peints en blanc, les coins sont arrondis; le parquet est en ciment. Les lavabos pour le lavage des mains sont assez simples et situés dans un coin de la pièce. Le chauffage se fait par un poêle à feu continu et par un radiateur au gaz. Le jour y est excellent et on y est très commodément pour opérer.

Dans le même Hôpital, la salle d'opérations du professeur Molina est construite sur le même type, mais elle occupe une portion du deuxième étage du pavillon. Elle ne reçoit pas de jour par en haut et l'éclairage y laisse quelque peu à désirer.

A l'Hôpital des Enfants, chez le docteur Maximo Castro, il existe un pavillon spécial d'opérations, réuni aux quatre pavillons de chirurgie par des galeries couvertes. Ce pavillon comporte deux salles : l'une pour les opérations aseptiques, l'autre pour les opérations septiques. Ces deux salles s'ouvrent en face l'une de l'autre sur un couloir central. Il y a trois tables d'opérations dans la salle, une en bois laqué sur laquelle on lave le malade, une en métal, sous le plateau de laquelle est un vaste récipient à eau chaude, grâce auquel on peut réchauffer le malade, et qui ne sert plus actuellement. Enfin une table d'opérations du dernier modèle. Les lavabos à eau stérilisée sont dans la salle. Toute la tuyauterie est dissimulée dans le mur. La salle d'opération reçoit de la lumière abondamment d'une vaste verrière en demi-cercle qui occupe tout un des côtés de la salle d'opérations et d'un panneau vitré du plafond. Les murs sont revêtus de carreaux de faïence. Le chauffage se fait par la vapeur d'eau.

La disposition des salles d'opérations de l'Hôpital espagnol est analogue. Elle est absolument irréprochable.

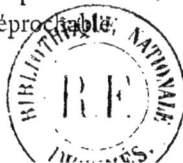

2

Enfin, il nous faut signaler la salle d'opérations qui a été construite, il y a deux ans, à l'Hôpital français. Elle est aménagée d'une façon tout à fait moderne et très pratique.

L'ameublement des salles d'opérations est tout à fait moderne.

Les *tables* d'opérations sont des modèles perfectionnés de Mathieu (docteurs Caballero, Bazterrica), de Guyot (docteur Belaustegui, à l'hôpital Rivadavia), de Lutz et Schultz, de Buenos-Aires (Maternité), de Schörer, de Berne (Hôpital français et Hôpital espagnol).

Les appareils de stérilisation sont toujours très nombreux et situés dans une petite pièce à côté de la salle d'opérations : ce sont surtout des étuves sèches de chez Adnet, Flicoteaux, de Schörer de Berne, des autoclaves de ces trois maisons, plus quelques modèles nord-américains (Hôpital espagnol).

Les instruments viennent surtout de chez Collin, Lüer, Mathieu. Mais déjà quelques instruments allemands font leur apparition et il importe que nos maisons luttent contre cette concurrence.

Fils à ligature et suture. Les chirurgiens emploient volontiers du catgut de Robert et Carrière et de Leclerc. Mais généralement, à l'hôpital du moins, ils se servent de catgut préparé à sec et stérilisé à l'autoclave (Bazterrica, Gandolfo), ou stérilisé à l'acétone et à l'alcool (Guttierez). Les uns le conservent dans des solutions de chromate de potasse, d'autres dans l'alcool absolu. Le fil de lin stérilisé à l'autoclave est très employé (Cranwell, Gandolfo). Les crins de Florence sont beaucoup moins employés qu'en France, les chirurgiens faisant souvent de petits surjets au fil de lin sur la plaie.

La stérilisation des *compresses* de gaze est parfaite, de même que celle des champs opératoires ; ceux destinés à protéger l'intestin m'ont paru parfois un peu trop rugueux.

Tous les instruments, les tables, les appareils sont fournis aux chirurgiens par des *commissionnaires en instruments de chirurgie* de Buenos-Aires. Parmi ces maisons, la plus importante est celle de Lutz et Schultz, qui possède dans Florida, la rue de la Paix de Buenos-Aires, des magasins d'une importance considérable. On trouve chez eux tous les instruments dont on peut avoir besoin (ce sont les correspondants de Collin) et tous les modèles d'étuves, d'autoclaves et de tables d'opérations. Lutz et Schultz commencent, d'ailleurs, à fabriquer eux-mêmes des appareils de stérilisation et des tables. Leurs ateliers de réparation sont très bien outillés et ils ont d'excellents ouvriers. Ils vendent tout ce qui peut servir au chirurgien et au spécialiste; en particulier, leur atelier d'optique médicale est muni d'un outillage perfectionné qui leur permet de fabriquer les verres les plus compliqués.

Quant à l'*industrie des pansements stérilisés*, elle se développe de jour en jour. Il existe déjà plusieurs pharmacies qui font la stérilisation des objets de pansements. J'ai visité l'installation de M. Nelson et j'ai eu l'occasion de me servir d'objets de pansement venant de chez lui. La stérilisation semble irréprochable. Il a de grands approvisionnements de catguts des meilleures marques (il en fabrique d'ailleurs lui-même d'excellents). Son personnel, très au courant des choses de la chirurgie, réalise fort bien la transformation d'une pièce quelconque en salle d'opérations. M. Nelson sait d'ailleurs ce qu'il doit fournir aux chirurgiens, ses clients, pour chaque opération, et, très rapidement, transporte chez le malade tout ce dont on a besoin pour opérer. Il perfectionne chaque année ses laboratoires, comme le font ici les Leclerc, les Robert et Carrière, les Carrion, etc., que le docteur Nelson cherche à égaler.

Il y a à Buenos-Aires plusieurs *maisons de santé* fort bien installées pour les opérations chirurgicales.

*
* *

PERSONNEL MÉDICAL DES HÔPITAUX DE BUENOS-AIRES. — Les services hospitaliers sont dirigés, les uns, par les professeurs de clinique avec des assistants et des chefs de clinique, les autres par les médecins et chirurgiens des hôpitaux qui sont nommés sans concours, et ont plusieurs assistants.

Les services sont moins nombreux que les nôtres (à part celui du docteur Caballero et celui du docteur Castro, à l'Hôpital des Enfants).

Il y a des médecins résidants qui, tout en ayant la faculté d'exercer en

ville, demeurent à l'hôpital et parent aux urgences. Ce sont généralement de jeunes médecins de grand savoir et destinés à devenir des chefs
de service.

Les internes ont des fonctions qui ne sont pas celles des internes de
Paris; ils sont en sous-ordre tout à fait et généralement beaucoup plus
jeunes. L'internat est obligatoire pour tous les étudiants à la fin de leur
scolarité.

L'externat correspond au stage des étudiants français.

Personnel infirmier. — Les surveillantes sont, en général, des religieuses;
le professeur Bazterrica a une laïque comme surveillante de sa salle
d'opérations, dont il semble qu'il n'ait qu'à se louer. Les infirmières sont
laïques.

Les services sont généralement fort bien tenus. Il faut signaler spécialement la belle allure des services des professeurs Eliseo Canton, Bazterrica et Caballero.

Admission des malades. — Administrativement, on reçoit à l'hôpital des
malades non payants et des malades payants (5, 10, 15 piastres ou pesos —
de 2 fr. 20 — par jour, plus le prix de l'opération variable, et sur laquelle
le chirurgien reçoit une certaine somme). Il n'y a plus de malades payants à
l'Hôpital des Cliniques ni à la Maternité d'Eliséo Canton.

Parmi les affections soignées dans les hôpitaux de Buenos-Aires, il
faut signaler la très grande fréquence de kystes hydatiques de tous les
organes, si bien, me disait le docteur Cranwell qu'on doit toujours, en
Argentine, en cas de tumeur d'une région quelconque, penser à la pos-
sibilité d'un kyste hydatique.

Sages-femmes. — L'instruction des sages-femmes se fait à l'École des
sages-femmes, dépendant de la Faculté. Cette École comprend une
Maternité et des locaux d'enseignement et d'habitation pour les élèves.
L'enseignement leur est donné par des professeurs et des médecins attachés à l'établissement.

Les sages-femmes forment une corporation instruite et zélée. Elles ont
une Association où elles se perfectionnent (Association Obstetrica
Nacional de Parteras, dont la présidente est Mme de Teich). Les professeurs y font des conférences; lors de ma visite, elles me prièrent d'en
faire une, ce que j'acceptai très volontiers.

Dans cette Maternité, j'ai vu pratiquer une opération césarienne de façon irréprochable.

*
* *

Presque tous les chirurgiens et médecins de Buenos-Aires (qui sont très au courant de la science moderne, s'ils négligent un peu l'érudition), ont voyagé en Europe. Ils répètent volontiers que c'est à Paris qu'ils ont appris le meilleur de ce qu'ils savent. Cependant j'ai remarqué que bien souvent l'influence des Écoles allemandes se manifestait dans leur technique opératoire. C'est à nous de faire effort pour ramener à notre École ces hommes de valeur, dont toutes les tendances se rapprocheraient si facilement des nôtres; la tâche nous est d'autant plus facile que tous parlent français, lisent nos livres, nos grandes publications de médecine et de chirurgie, et que presque tous ont conservé pour nous la plus vive sympathie.

Qu'ils me permettent de leur répéter ici que nous la leur rendons, très cordialement.

II

EN ARGENTINE. — LES FOUS EN LIBERTÉ (OPEN-DOOR)

Une des questions qui intéressent le plus les aliénistes depuis quelques années est celle du traitement en liberté des fous et l'abandon des derniers vestiges de l'ancienne méthode de force qui ont survécu encore dans beaucoup d'établissements à la grande réforme de notre illustre compatriote Pinel. Personne n'ignore qu'on doit à ce grand médecin, aussi savant que profondément humain, la transformation du régime des aliénés qui, avant lui, étaient tous condamnés à une dure réclusion et que l'on enchaînait pour peu qu'ils fussent agités. Sa statue qui s'élève devant la Salpêtrière le montre faisant briser les chaînes des aliénés.

Or, il y a encore beaucoup à faire pour les malheureux qui ont perdu momentanément ou définitivement la raison et leur existence de captifs dans nos asiles est toujours profondément lamentable. La plupart d'entre eux conservent très vif le besoin de liberté et protestent contre une incarcération qu'ils croient injuste. Quelques-uns tombent, par suite, dans une tristesse profonde et accusent avec amertume leurs amis, leurs parents, les autorités et les médecins de ce qu'ils considèrent comme une séquestration arbitraire. D'autres, au lieu de récriminations violentes, s'abandonnent à un morne désespoir et souffrent cruellement d'être séparés du monde et de leur famille dans une étroite prison.

C'est un fait d'observation que l'immense majorité des aliénés, après une période initiale parfois aiguë, deviennent rapidement tranquilles, inoffensifs, et parfaitement aptes à être employés à diverses occupations manuelles très avantageuses et pour eux et pour la bonne administration des asiles. Le grand aliéniste de Buenos-Aires, le Dr Cabred, estime à 80 p. 100 dans les asiles publics le nombre de ces fous tranquilles et utilisables, après une période préalable d'observation.

Pour mettre en pratique ces données, il faut évidemment un changement radical dans le régime jusqu'ici imposé aux aliénés ; il est impossible d'y songer dans nos asiles actuels, véritables bastilles entourés de hautes murailles, prisons possédant à peine quelques promenoirs intérieurs, où les fous, à quelque exception près, restent dans une complète inaction. Marandon de Montyel les a justement qualifiés de *fabriques d'incurables* et Maudsley de *cimetières de la raison altérée*.

*
* *

Le traitement en liberté des fous est destiné à obvier à ces grands inconvénients. Il peut s'effectuer de deux manières : 1° en mettant les aliénés en pension dans des familles de travailleurs à la campagne ; 2° en les réunissant dans des établissements agricoles munis de larges espaces où on les fait travailler sans les enfermer et simplement en les surveillant.

Le premier essai de traitement en liberté dans les familles d'agriculteurs a été inauguré en Belgique il y a déjà fort longtemps dans la célèbre colonie de Gheel qui, pendant plus d'un siècle, en eut le monopole. Son exemple a été suivi avec d'excellents résultats en Écosse, en Allemagne, en France. Au Brésil, dans la province de Saint-Paul, l'aliéniste Franco de Roche en a pris récemment l'initiative,

Mais ce traitement, qu'on pourrait appeler *familial*, n'est applicable qu'à une catégorie de cas d'aliénation mentale et aux formes les plus chroniques et les plus bénignes.

Tout autre est la portée du traitement dans des asiles d'aliénés qu'on peut appeler à *portes ouvertes*, en traduisant le nom que les Écossais qui l'ont les premiers réalisé lui ont attribué : " *open-door* ". Les asiles de cette sorte doivent être d'une très grande contenance et par conséquent être situés à la campagne. Les édifices qui les composent doivent avoir le caractère de maisons d'habitation et non de maisons de force. Ces chalets et ces villas riantes, élégantes et commodes, sans enceintes de murs pour borner l'horizon, entourées de jardins et de champs de culture, éloignent toute idée de contrainte et de réclusion. Même les pavillons destinés au traitement des formes aiguës ou des crises d'agitation, conservent le même aspect, car il y a loin entre les dortoirs où se pratique la *clino-thérapie* (le traitement par le séjour au lit, l'*alitement*) et les sombres sections cellulaires des asiles d'autrefois. L'ensemble de ces constructions, par leur groupement pittoresque, donne l'idée d'un petit village plutôt que d'un hôpital. Toutes les portes sont ouvertes et les malades aussi bien que les gardiens peuvent entrer et sortir librement ; aucun mur d'enceinte : au loin, les champs ne sont bornés que par des fils de fer qui en indiquent la limite sans arrêter la vue.

L'idée de l'" *open-door* " soulève encore de grandes protestations ; on lui a reproché de nécessiter une installation trop dispendieuse et de multiplier outre mesure le nombre des gardiens ; enfin d'exposer à des accidents et à des évasions. Il ne m'appartient pas de discuter ici ces questions complexes, mais je dois dire que les résultats merveilleux obtenus déjà dans beaucoup de pays et ceux dont j'ai été témoin en Argentine ont entraîné ma conviction.

Je crois qu'il y a là, vraiment, une troisième étape dans le traitement de l'aliénation mentale, une seconde étape avait été parcourue déjà depuis que Pinel avait marqué la première par sa grande réforme, car il y a plus d'un demi-siècle, une nouvelle transformation s'était opérée qui avait notablement adouci le régime des aliénés demeuré encore assez dur dans la première moitié du siècle dernier ; on avait banni le plus possible des asiles les moyens de contention ou d'intimidation, la camisole de force et la douche-châtiment, le ligotage.

Cette réforme à laquelle les Anglais, qui en ont pris l'initiative, ont donné le nom significatif de *no restraint*, c'est-à-dire la suppression de tout moyen de contrainte ou coercition mécanique, a eu pour promoteur Conolly. Il faut y rattacher en France les noms célèbres d'Esquirol, de Parchappe et de Falret père. On avait même eu l'idée, dès cette époque, de faire travailler les aliénés à la culture de la terre ou à divers métiers, mais dans une mesure si limitée que cette réforme ne constituait qu'un timide essai. Toujours, du reste, les asiles continuaient à avoir l'allure de véritables prisons. La notion de « l'aliéné dangereux » dominait encore toute la thérapeutique, dont la devise désespérante demeurait : *nulla salus nisi in claustris*.

Actuellement, il faut considérer l'aliéné simplement comme un malade atteint d'une affection chronique et sujet à des crises aiguës qui nécessitent seules un traitement spécial. Celui-ci doit être appliqué avec douceur et consister dans l'isolement temporaire, aidé du séjour au lit ou clinothérapie. Pendant ces périodes exceptionnelles, point de coercition, mais simple surveillance. En dehors de ces crises, les aliénés peuvent être laissés libres dans une mesure qu'il était impossible de prévoir avant de l'avoir expérimenté. On peut même leur donner *des sorties sur parole* pendant un ou deux jours pour visiter leurs parents et leurs amis, et ils n'en abusent pas ! Les évasions ne sont nullement fréquentes, comme on pourrait à priori, le croire, car les aliénés, qui sont heureux dans les asiles où ils sont entourés de soins affectueux, ne se sentent nullement prisonniers et n'ont pas le désir de l'évasion.

Enfin, ces « asiles-colonies » sont loin d'être aussi dispendieux qu'on pourrait se l'imaginer. D'abord l'installation à la campagne est déjà une économie à cause du prix peu élevé du terrain ; ensuite le travail des aliénés est très rémunérateur. Le Dr Cabred depuis la fondation de l'asile d' « Open-door » à Lujan a pu faire entrer à l'actif de sa comptabilité des sommes considérables provenant du travail des aliénés employés notamment à la confection des briques, ou à la culture des terres. Une certaine rémunération est pourtant allouée aux travailleurs, et forme un petit pécule qu'ils reçoivent à leur sortie de l'asile.

Au point de vue thérapeutique, les résultats ont été remarquables ; ces bons effets sont dus non seulement à l'influence du régime de liberté mais aussi et surtout à l'emploi systématique du repos au lit, de l'alitement (ou clinothérapie) appliqué d'une façon méthodique et régulière. Cette méthode, qui a récemment fait l'objet de l'important travail de nos compatriotes Sérieux et Farnarier, consiste à maintenir au lit tout aliéné qui présente de l'excitation ; elle améliore l'hygiène, favorise la surveillance et assure l'ordre des établissements d'aliénés. Les accidents de tous genres, homicides, suicides, évasions, incendies, ont diminué considérablement depuis son emploi. Ce traitement, je le répète, permet la suppression complète des sections cellulaires, et peut être appliqué dans des pavillons spéciaux ayant la même disposition générale et le même aspect agréable que les chalets ou villas des aliénés tranquilles. Les salles de repos où les malades sont maintenus au lit communiquent largement et sans portes avec les autres pièces de l'édifice, de sorte que le malade est facilement l'objet d'une surveillance continue : ce sont des chambres de séparation et non des chambres de réclusion.

On peut dire que la généralisation du traitement par le repos au lit a constitué la quatrième étape dans l'amélioration des asiles d'aliénés ; depuis qu'il a été employé le nombre des améliorations et des guérisons a augmenté et la mortalité a diminué d'une manière sensible.

*
* *

J'ai emprunté, parfois littéralement, la majeure partie de ce rapide exposé aux diverses publications d'un homme qui incarne, dans l'Argentine, cette admirable réforme, du Président de la Commission des Asiles et Hôpitaux régionaux, Professeur des maladies mentales à la Faculté de Médecine de Buenos-Aires, Conseiller du Ministère des Affaires étrangères et des cultes, Directeur de l'Hospice de « las Mercedes » et de la Colonie Nationale d'aliénés, mon illustre ami le Dr Cabred.

Il a bien voulu me convier, le 19 mai dernier, à visiter sous sa conduite son Asile des « Portes ouvertes » dont la première pierre avait été posée il y avait onze ans presque jour pour jour.

Le nouvel asile est situé dans un site pittoresque près du village de Lujan, à 70 kilomètres de la capitale. Nous partîmes en nombreuse compagnie, de bonne heure, pour être revenus le soir. Afin de laisser au récit de ma visite toute son exactitude, je me bornerai à copier sans y rien changer, les notes recueillies sur mon carnet de voyage.

*
* *

Ce matin (19 mai 1910) pris le train du chemin de fer Pacific pour aller visiter Open-door avec une troupe d'une vingtaine de médecins, et nos compatriotes, le peintre Guirand de Scévola, le sculpteur Badin, et mon fidèle secrétaire Bachy.

Cabred nous invite. C'est un petit homme d'environ cinquante ans ; teint brun, moustache noire, allure vive de Marseillais ou de Toulousain. Sa famille est originaire du Midi de la France (Tarbes ?). Il parle purement français avec un accent intermédiaire entre celui d'un Provençal et d'un Espagnol ; voix un peu chantante, figure souriante pleine de franchise et de bonhomie. Il a longtemps étudié à Paris avec Charcot, Magnan, Falret. Comme il s'intéresse à tout, il a, il y a environ vingt ans, fréquenté mon service de gynécologie et suivi mes cours, quoique ne s'occupant nullement de ma spécialité. Il a ensuite étudié en Allemagne, en Belgique, en Angleterre ; depuis il a fait encore plusieurs voyages en Europe.

Passionné pour l'étude de l'aliénation mentale, il a entrepris, dès qu'il est revenu en Argentine, de faire triompher les idées nouvelles dont il

était imbu. Son intelligence, son activité, son enthousiasme lui ont con-
quis le président de la République J.-A. Rocca. C'est grâce à son appui
— il le reconnaît hautement — qu'il a eu pour ainsi dire carte blanche
pour mener à bien l'œuvre considérable qu'il a accomplie.

Il est riche, mais néglige la clientèle pour se consacrer tout entier à
son œuvre : « J'aurais pu laisser une grande fortune à mes enfants »,
me dit-il. Je lui réponds : « Vous avez préféré leur léguer un grand
nom » !

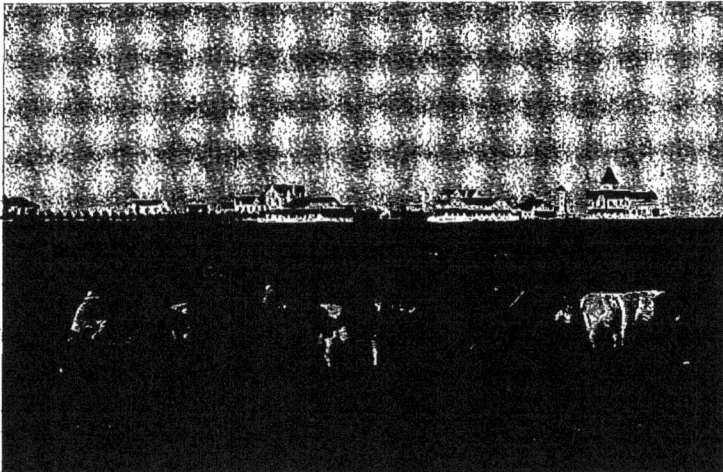

Fig. 6. — Open door. — Vue générale ¹.

Cabred s'est fait l'apôtre de la liberté des aliénés, des asiles à portes
ouvertes et de la clinothérapie.

« Le fou furieux, me dit-il, ne doit plus exister qu'au théâtre ou dans
les romans... C'est la violence qui produit la fureur. On peut calmer
toutes les crises par l'isolement, l'*alitement* prolongé et la douceur. Plus
de camisole de force, plus de prison, d'encellulement, de douche coerci-
tive, plus même de réclusion.

1. Toutes les photographies d'Open door ont été faites par un aliéné.

« Cette idée est française, ajoute-t-il ; elle a été émise pour la première fois par Falret père. Mais comme beaucoup d'autres idées françaises, vous avez laissé l'étranger vous devancer dans la réalisation. Celle-ci encore n'a pas été mise en pratique en France, tandis qu'elle l'est en Angleterre, en Écosse, en Allemagne et en Belgique ; elle doit l'être partout. Vous devez démolir les prisons de fous. »

Tout cela expliqué pendant que nous courons à travers la banlieue, puis à travers la campagne, la pampa, plaine immense où les terres incultes alternent avec les luzernières. Les maisons apparaissent à de rares intervalles, groupées ou isolées, sommairement construites en torchis ou en briques, avec toitures et clôtures en tôle ondulée. Je remarque l'énorme emploi de celle-ci et de la ronce artificielle ; il y a des margelles de puits en tôle ondulée. Je suis frappé par l'aspect misérable et provisoire de la plupart des maisons de paysans ou *ranchos*, aspect dû sans doute pour une bonne part à ces étranges toitures en fer blanc. Aussi dans les *estancias* un peu riches on les peint en rouge. Autre trait du paysage : l'abondance des aéromoteurs ou moulins à vent (*molinos à viento*) ressemblant à d'énormes ventilateurs montés sur de petites tours Eiffel.

On rencontre incessamment des troupeaux épars le long de la voie ; parfois une carcasse desséchée de bête morte, car le bétail ne rentre jamais à l'étable ; les bœufs, vaches, chevaux vivent en liberté en plein air, jour et nuit. Parfois nous dépassons un *gaucho* à cheval, galopant sur une piste poussiéreuse ou en plein champ, fortement campé sur d'énormes étriers en forme de roue ajourée, le lasso enroulé sur la croupe de sa monture.

Le passage du train n'effraie pas les bestiaux, mais fait s'envoler des quantités de petits émouchets qui pullulent dans la pampa d'une manière invraisemblable. La plaine est rase, dépourvue d'arbres ; de grands chardons, par places, y indiquent (me dit-on) la richesse du sol. Près des *ranchos* ou des statinos se dressent quelques bouquets d'arbres à allure exotique : l'arbre des pampas au feuillage épais ou *ombu* ; le *inchau* (le bois ivre des Indiens), remarquable par le renflement de son tronc que les Indiens creusent à vif pour en faire un réservoir pour eau de pluie ;

un joli arbre aux rameaux élégants rappelant notre acacia, le *tipa*, que M. Thays (le grand organisateur des promenades publiques à Buenos-Aires) a importé dans cette province, mais qui est originaire de la région de Salta, plus au nord ; un pin ressemblant à notre pin d'Alep, le *cazuarina*, et l'eucalyptus qui foisonne et atteint rapidement de grandes dimensions ; plus rares sont des lataniers au tronc élancé, couronné de palmes.

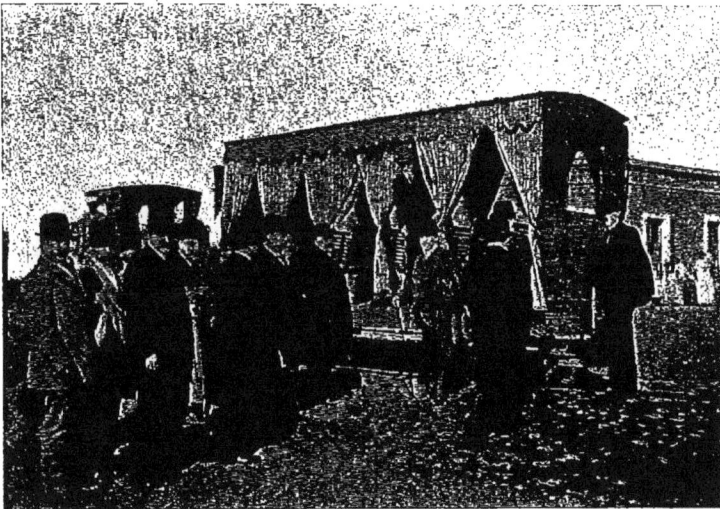

Fig. 7. — Open door. — Embarquement à la station dans un petit train Koppel.

Toutes les habitations, tous les hameaux sont peuplés d'émigrants en majorité italiens, qui paraissent installés en hâte, comme campés, pour la mise en valeur rapide des terres qu'ils ont occupées en débarquant et que la plupart comptent revendre au plus vite avec bénéfice. Je note au vol quelques enseignes : *Fonda italiana, Gasteria moderna, Panaderia europea.*

Nous arrivons à la station qui porte le nom de Open-door imposé par l'importance de l'établissement qu'il dessert. Un petit train Koppel, ressemblant à un train Decauville, dont la minuscule locomotive est ornée, en notre honneur, de drapeaux argentins et français nous conduit en quelques minutes à l'entrée de la colonie. On aperçoit de loin ses jolis pavillons blancs aux toits rouges que domine la tour du château d'eau.

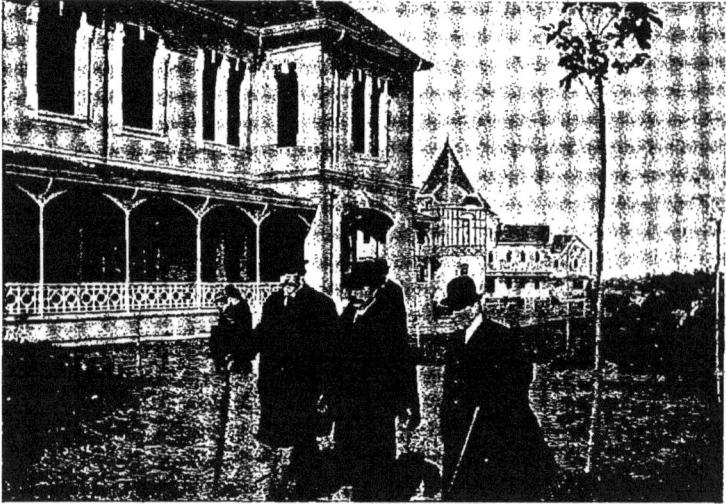

Fig. 8. — Open door. Vue des pavillons. (Le Dr Cabred au milieu du groupe).

Nous descendons à l'entrée d'une grande allée plantée de plusieurs rangées de grands arbres pour monter en voiture. De nombreux travailleurs sont occupés à sabler la chaussée, à ratisser. Il nous regardent passer curieusement ; mais deux ou trois se détournent ostensiblement et me semblent gesticuler avec hostilité. « Quels sont ces ouvriers ? » demandai-je à Cabred. « Mais ce sont des fous. Tous ceux que vous verrez ici, à l'exception de quelques gardiens, sont des fous. »

Nous visitons successivement divers pavillons admirablement aménagés : vastes salles peintes en blanc, boiseries de pitchpin, grands escaliers, larges couloirs, salles de bains et lavabos revêtus de faïence, dortoirs confortables à literie irréprochable. Quelques hommes alités : ce sont des fous qu'on calme par le repos au lieu de leur mettre, comme jadis, la camisole qui entretiendrait leur agitation. Dans les salles de réunion, pianos, phonographes, cinématographes ; bien entendu, nous sommes salués par une *Marseillaise* phonographique.

Visite aux ateliers. C'est la partie la plus intéressante peut-être, menuiserie, fabrique de balais, de chaussures, boulangerie, forge. Dans celle-ci un homme vigoureux, sorte de Vulcain, barbu, manie un énorme marteau. « Celui-là du moins, si formidablement armé, n'est pas un aliéné ? » — « Mais si », répond Cabred étonné, « pourquoi pas ? » — « Et vos cuisiniers ? » (Il sourit.) — « Non, pas ceux-là... et pourtant ! »

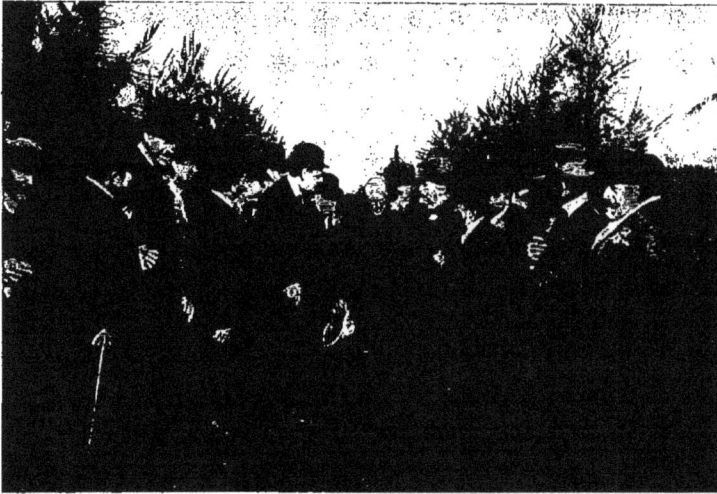

Fig. 9. — Open door. — Visite aux jardins. Conversation avec un jardinier français, aliéné.

Nous traversons d'immenses jardins où l'on cultive des légumes, des fleurs en quantité surprenante, des serres immenses remplies de fougères, d'orchidées. Tout cela se vend à Buenos-Aires fort cher. Un des meilleurs jardiniers est Français ; j'essaie en vain de causer avec lui : il divague.

Il est temps de déjeuner ; mais auparavant nous devons voir la fabrique de briques. Elle est en pleine activité et n'a cessé de fonctionner depuis la fondation de la colonie. C'est elle qui a fabriqué avec une économie formidable les centaines de milliers de briques qui ont déjà servi à la construction ; elle fournit encore des matériaux pour les bâtiments non achevés. Il y a là une cinquantaine de vigoureux gaillards, maculés de boue des pieds à la tête, une sorte de masque sur le visage,

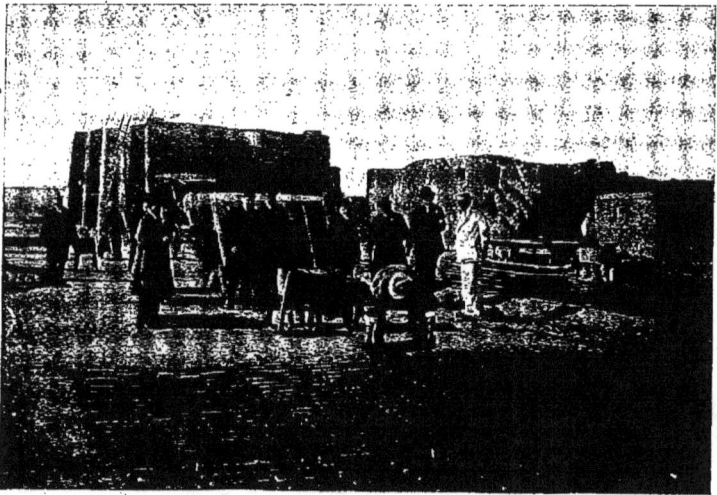

Fig. 10. — Open door. — La briqueterie.

produit par les éclaboussures. Sous le soleil, gaiement, ils travaillent avec ardeur. Cabred s'arrête un instant près de l'un d'eux, qui met un véritable amour-propre à faire double besogne. Celui-là ne connaît pas la théorie du moindre effort !

Nous approchons du pavillon de l'administration où nous devons déjeuner. Quelques ouvriers s'occupent à déplacer des tuyaux de fonte, pour une canalisation, sous la direction d'un contremaître auquel ils obéissent avec une grande discipline. Soudain l'un d'eux s'arrête ; il soulève un tronçon de tuyau, l'applique à son oreille, ferme les yeux, et reste plongé dans une sorte d'extase. Quelle voix lointaine, quelle symphonie céleste écoute-t-il ? Ses compagnons continuent leur besogne et le contremaître ne paraît pas non plus s'apercevoir de l'incident. Est-ce inattention ou bienveillance ? Au moment de le perdre de vue au croisement du chemin, je me suis détourné : immobile, penché en avant dans un geste de profonde attention, le doux halluciné écoutait toujours...

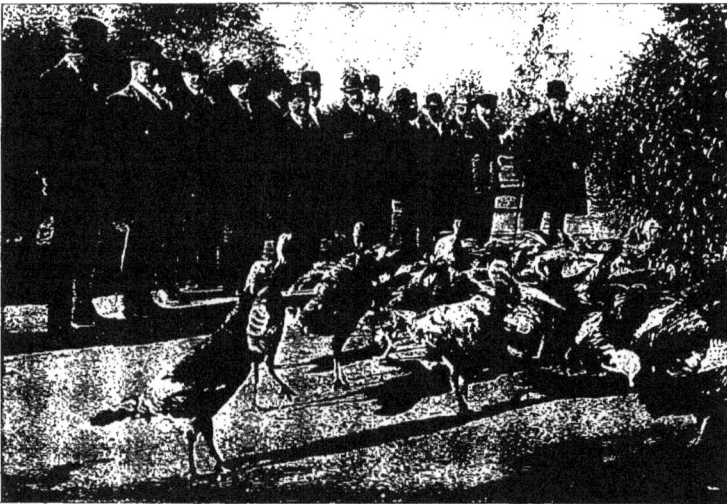

Fig. 11. — Open door. — Le poulailler.

Nous déjeunons. Table somptueuse chargée de fleurs, de feuillages, de rubans tricolores. Menu excellent où la cuisine française se marie agréablement avec quelques mets de pays (*puchero, asado con cuero, martinettes*, etc.), toasts multiples et chaleureux.

Il y a encore beaucoup à voir ; nous visitons une laiterie et fromagerie dont les produits très demandés, une porcherie modèle, un poulailler où s'élèvent des centaines de volailles de toutes sortes, de poulets, dindons, canards, et que dirige admirablement un ménage de Fran-

3

çais. Nous prenons un aperçu du domaine, de ses champs immenses, où paissent des bestiaux en grand nombre, de ses luzernières (elles peuvent durer jusqu'à trente ans dans ces terres vierges), de ses champs de maïs et de lin.

Il faut partir : une dernière récréation nous est réservée : une course de chevaux demi-sauvages, montés à cru par d'intrépides *péons*. Sur la route sablonneuse, ils partent au signal, galopent à fond de train, et s'arrêtent à quelques pas de nous avec une adresse que nous admirons.

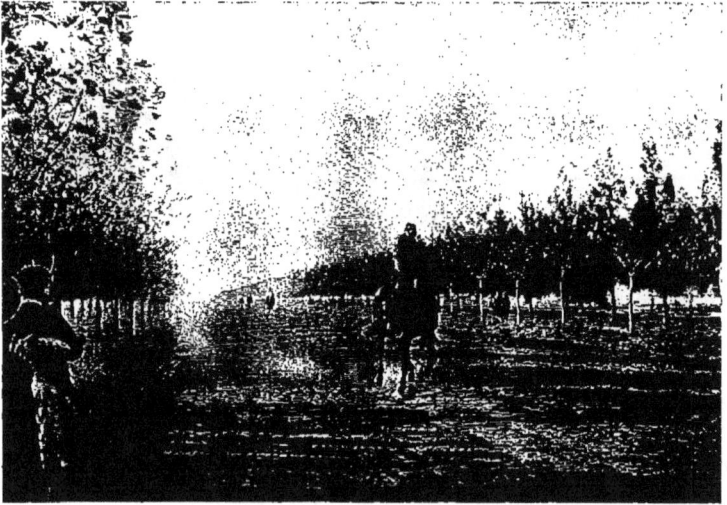

Fig. 12. — Open door. — La course de chevaux.

Cabred s'approche du vainqueur, jusque-là très calme, et lui parle. Aussitôt il se met à articuler un torrent de paroles sans suite, accompagnées de gestes incohérents. — Tiens, c'est vrai, c'est un aliéné ! Aliénés aussi tous ces spectateurs attentifs et joyeux qui se sont massés à distance respectueuse, interrompant durant quelque temps leur travail agricole pour assister à ce spectacle attrayant. Je m'approche du groupe ; un homme s'avance à ma rencontre gravement, mais la figure épanouie par un sourire ininterrompu, véritable « visage émerveillé » par le rêve intérieur. Il est singulièrement accoutré, ce personnage; décemment vêtu de bleu foncé et coiffé d'une casquette, il a la poitrine constellée de croix et de médailles de laiton, de cuivre, argentées, dorées, de chapelets de bois, d'os, de nacre. Il tient à la main un crucifix suspendu à son cou et il le

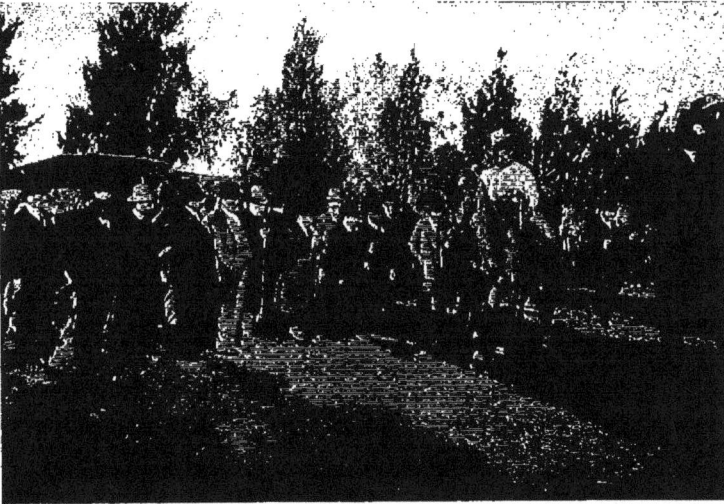

Fig. 13. — Open door. — Le vainqueur.

balance de haut en bas et de bas en haut en dessinant en l'air de perpé-tuels signes de croix. Il me bénit abondamment, moi, mes enfants et mes petits-enfants jusqu'à la génération la plus reculée. Il bénit aussi mes compagnons, tour à tour, avec une dignité d'évêque, un sourire inextinguible et des paroles abondantes et onctueuses. « Folie mystique », me dit Cabred. « Il est très heureux ! »

En revenant, nous causons. C'est plaisir de s'entretenir avec cet apôtre à la fois enthousiaste et très sensé, très pratique, ne se dissimulant pas les difficultés de la réforme dont il s'est fait l'un des plus ardents et des plus puissants promoteurs. Il me vante les bienfaits de cette liberté accordée aux malheureux qu'on parque généralement comme des bestiaux quand ils ne sont pas encellulés comme des criminels. Le travail aux ateliers, le travail aux champs surtout, est un merveilleux moyen de distraction, d'amélioration, de guérison. Tous ces gens-là jouissent d'une santé physique parfaite et ils ne sont pas opprimés par la sensation très pénible, même chez les aliénés, de la captivité.

Enfin leur travail est fructueux; il sert pour une large part à subvenir aux frais de la colonie. Le rapport des cultures, des bestiaux est assez important; il le deviendra plus encore. Rien que par la fabrication des briques sur place pour la construction des bâtiments on a économisé une somme presque incroyable, tant elle est forte, et cette économie entre en ligne de compte dans l'avoir annuel de la colonie. A la vérité, les frais de surveillance sont grands, bien plus grands que dans les asiles-prisons; mais qu'est cela devant la question majeure de thérapeutique, et on peut ajouter, d'humanité ?

« Vos fous, quelque heureux qu'ils soient chez vous, n'essaient-ils pas de s'échapper ? — Rarement. Pourtant cela arrive; ils sont du reste vite rattrapés dans ce pays dépourvu de voies de communications et de ressources alimentaires.

« Tenez, justement, il y a quelque mois, un Italien s'est échappé; comme il m'aimait beaucoup et ne voulait pas me faire de peine, il m'avait écrit une lettre pour s'excuser. « Voilà plusieurs mois, m'y disait-il, que je « suis tenu loin de ma femme, qui est jeune et très jolie. Je pense donc, « monsieur le directeur, *qu'il est raisonnable que j'aille la rejoindre.* »

— Eh quoi, vous avez eu le courage de reprendre un homme aussi sensé ?... »

*
* *

Mes chers amis, si jamais je deviens fou, conduisez-moi chez mon grand ami Cabred, à Open-door [1].

1. J'ai dit plus haut que, si nous n'avons pas en France *d'asiles d'aliénés à portes ouvertes,* nous y avons du moins assez largement essayé le *traitement familial* pour une catégorie restreinte d'aliénés. Le département de la Seine a fait dans ce sens des efforts louables; je ne doute pas que le Conseil géné-

ral, si accessible à toutes les idées de progrès, ne prenne bientôt l'initiative d'un *Open-door français*. En attendant, je reproduis ici quelques notes que mon éminent ami, M. Félix Roussel, ancien président du Conseil général de la Seine, a bien voulu rédiger à ma demande sur les efforts qui ont été déjà tentés.

Les colonies familiales pour les aliénés du département de la Seine existent depuis une vingtaine d'années. Elles ont été inspirées par l'exemple de la Russie (dans certaines provinces où la pénurie des budgets locaux ne permettait pas toujours la construction d'asiles centralisés en nombre suffisant) et par les béguinages belges (Gheel, etc...) qui existent depuis plusieurs siècles. A la différence de ces dernières, elles se caractérisent par le placement des aliénés tranquilles au milieu de la population ordinaire de certains centres, petites villes et villages dont les habitants, privés de leur gagne-pain par la disparition de certaines industries, ont accueilli avec empressement nos malades. Le premier centre a été Dun-sur-Auron dans le Cher, le second Ainay-le-Château (Allier). A Dun, on a placé des femmes ; ce premier essai ayant réussi, des hommes ont été envoyés à Ainay. Les colonies ont ensuite essaimé dans les villages environnants. Le budget de 1910 prévoyait un effectif de 1.000 malades femmes pour le centre de Dun et de 450 malades hommes pour celui d'Ainay. C'est environ un dixième de l'effectif des asiles du département de la Seine, indépendamment des malades hospitalisés, faute de place, dans les asiles de province. Le nombre des malades envoyés dans les colonies pourrait être plus élevé (il l'a été pour l'exercice 1911), mais on se heurte souvent à la résistance des familles qui tiennent à conserver leurs malades à proximité de Paris. Néanmoins, il est permis d'affirmer aujourd'hui que le placement familial a pleinement réussi.

La colonie comporte un centre : locaux administratifs, vestiaire, infirmerie pour les maladies intercurrentes qui ne peuvent être soignées chez l'habitant, salle d'isolement pour les accès aigus qui peuvent se déclarer malgré la réaction des malades parmi les chroniques tranquilles. Si l'accès se prolonge, le malade est transféré dans un asile voisin de là région. Il est également nécessaire d'avoir une salle pour les gâteux, les premiers malades envoyés dans les colonies ayant été recrutés par prudence parmi les aliénés relativement âgés. Depuis, on est descendu au-dessous de la limite de 45 ans et on a essayé même le placement d'enfants.

La direction administrative et médicale est confiée à un médecin des asiles de la Seine, aidé de plusieurs assistants, on confie à un assistant la sous-direction des annexes importantes.

Malgré l'importance relative des services centraux, qu'on cherche à étendre le moins possible pour ne pas se rapprocher des établissements centralisés, le prix dès journées ne dépassait pas (1910) 1 fr. 65 pour les hommes (Vinay) et 1 fr. 50 pour Dun (femmes). Cette différence provient du plus grand effectif de Dun et de l'indemnité journalière payée aux nourriciers (1 fr. pour les femmes, 1 fr. 10 pour les hommes).

Les malades sont habillés par le département, l'indemnité payée aux nourriciers comprend le logement et la nourriture. Des conditions d'hygiène et d'habitabilité sont exigées pour les locaux où sont placés les malades. Ces exigences ont eu une répercussion très heureuse sur l'hygiène générale des habitations dans les localités où sont placés nos malades.

La population accueille en général avec beaucoup de bienveillance les aliénés. Ils sont absolument libres, ne sont astreints à aucun travail. Ceux qui peuvent louer leurs services, en tirent quelques bénéfices personnels. A Dun, centre où il y a 6 ou 700 malades, la population civile doit environner 4.000 âmes. Le nombre des évasions et celui des suicides n'est pas supérieur à celui des asiles de la Seine. Quant au bien-être et à la liberté dont jouissent ces malheureux, il n'y a pas de comparaison à établir, avec le sort de ceux qui sont entassés dans les cours et dans les dortoirs de nos établissements centralisés et clos. Le bon fonctionnement d'une colonie dépend surtout du choix du directeur qui doit posséder en dehors des connaissances médicales, des aptitudes administratives et des qualités de tact particulières pour vivre en bonne intelligence avec les autorités municipales et

III

AU BRÉSIL. — LE JARDIN DES SERPENTS (BUTANTAN).

Je n'ai passé que douze jours au Brésil, où je me suis arrêté en reve-nant de Buenos-Aires en Europe. J'aurais beaucoup à dire sur les instal-lations médicales des deux grandes villes où j'ai séjourné : Rio de Janeiro et Saint-Paul; j'aurais voulu exprimer tout le bien que je pense de mes collègues, les médecins et chirurgiens brésiliens, que j'ai pu voir et appré-cier et dont je ne puis citer que quelques-uns : à Rio, le professeur Feijo junior, directeur de la Faculté, le Dr Aug. Brandao, professeur de gynécologie, le Dr Daniel d'Almeida, le Dr Magalhaes, le Dr H. de Tole-do-Dodsworth, le Dr Antonio Rodriguez Lima, les Drs Hilario et Nabuco de Gouvea, le Dr Olympio da Fonseca, Secrétaire général de l'Académie de Médecine, le Dr Aloysio de Castro, etc... A Saint-Paul, je mentionne-rai spécialement les Drs Alves de Lima, mon excellent élève, et le Dr Carlo Botelho, ancien ministre de l'agriculture et gynécologue distingué. A tous, je garde une profonde gratitude pour leur admirable accueil.

Je dois me borner. Je choisirai donc, parmi mes souvenirs, ma visite à l'Institut sérothérapique anti-ophidien de Butantan, près de Saint-Paul.

Il dispose de moyens d'étude et de production incomparables, grâce à sa situation dans un pays où les serpents venimeux abondent.

Notre éminent compatriote le Professeur Calmette, de Lille, qui a été l'initiateur de la vaccination scientifique contre les morsures de serpents, a été trop souvent entravé ou limité dans ses travaux de laboratoire par la difficulté de se procurer les serpents exotiques dont le venin lui eût

les corps élus, et pour faire respecter les règlements par les nourriciers qu'il faut éviter de mécontenter dans l'intérêt même des malades.

En résumé, après vingt années d'expérience, il est permis d'affirmer que nos colonies fonctionnent d'une manière satisfaisante, procurent une notable économie an budget du département, et consti-tuent une amélioration indiscutable dans le régime des malades dont l'état comporte la vie en liberté. A cet égard une sélection rigoureuse sera toujours nécessaire mais il est certain que la population de nos colonies pourrait être notablement augmentée.

été nécessaire. A Butantan, les paysans apportent de tous côtés leurs captures redoutables, car ils reçoivent en échange des tubes de sérum bienfaisant.

Le Brésil peut être considéré comme une des contrées les plus infestées de serpents venimeux. S'ils ont complètement disparu des lieux fré-

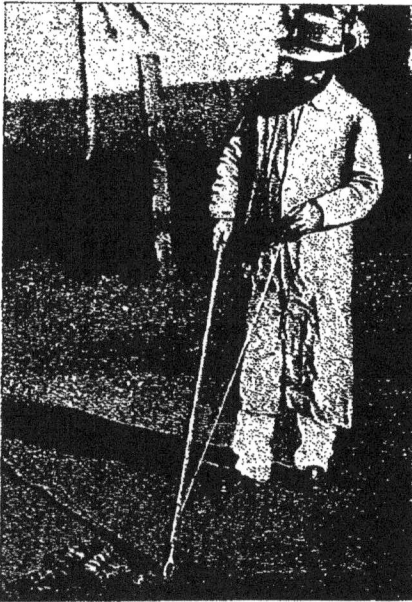

Fig. 14. — Butantan. — Capture d'un serpent au lacet, par le Dr Vital Brazil.

quentés, ils sont encore extrêmement nombreux dans la campagne, et leur morsure constitue un terrible danger pour les ouvriers des plantations de café et de canne à sucre qui vont pieds nus.

Deux grandes familles de serpents vivent au Brésil : les *Crotales* et les *Bothrops*. Ils se tiennent dans les forêts, les buissons, les endroits humides. D'un naturel plutôt craintif, ils s'enfuient dès qu'ils entendent du bruit. Mais si on les touche par hasard, ils se redressent et mordent rageusement qui les moleste. C'est ainsi que le passant qui, par mégarde, met le pied sur l'un d'eux est mordu aussitôt. Cet accident arrive encore plus souvent aux bestiaux ou aux chevaux lorsqu'ils dérangent brusquement la quiétude du serpent. Les chasseurs le redoutent pour leurs chiens qui quêtent dans les broussailles.

D'après les statistiques, jusqu'en 1906, il mourait dans le seul État de Saint-Paul, plus de 240 personnes par année des suites de morsures de

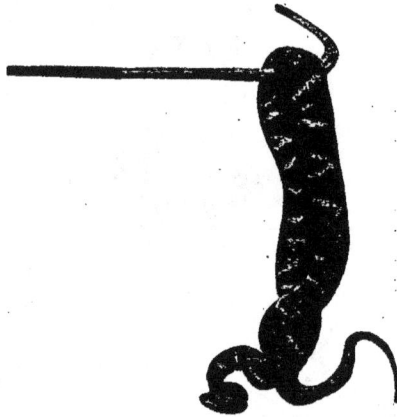

Fig. 15. — Butantan. — Capture d'un serpent avec un crochet.

crotales et de bothrops. Depuis que l'Institut sérothérapique de Butantan distribue son sérum, le nombre des cas mortels diminue progressivement dans d'énormes proportions.

L'Institut sérothérapique est composé d'un grand nombre de bâtiments séparés par des cours et qui comprennent le laboratoire, les niches pour les serpents, les écuries pour les chevaux inoculés, les magasins pour le sérum, les logements du personnel. Tout y est parfaitement organisé.

Bien des points obscurs restent encore à élucider dans l'étude physiologique des serpents. Pour parvenir à mieux connaître leurs mœurs et tous les détails de leur existence, le Dr Vital Brazil, l'éminent directeur de l'Institut, a eu une idée assurément originale : il a fait enclore de murs épais, mais pas assez hauts pour que la vue ne puisse s'étendre au-dessus d'eux, un grand espace, sorte de square agreste, couvert par places d'une végétation luxuriante, traversé par de larges allées et parsemé de clairières. Un large fossé intérieur, contigu à la muraille et rempli d'eau, forme une seconde enceinte et s'opposera à l'invasion des hôtes dangereux qui peupleront ces bosquets. En effet, les serpents les plus venimeux

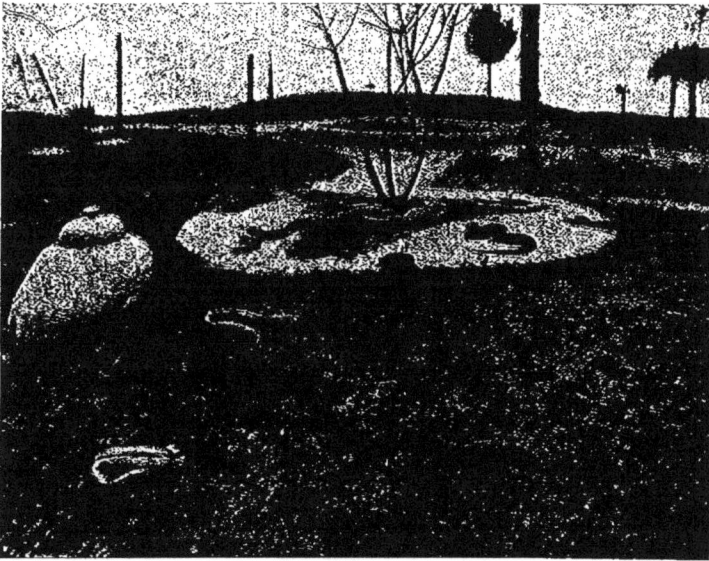

Fig. 16. — Butantan. — Le *Serpentario* (jardin des serpents).

doivent y être placés pour y vivre en liberté. Quand j'ai visité Butantan, l'an dernier, l'installation était presque terminée. A l'heure qu'il est, sans doute, le Dr Vital Brazil et ses collaborateurs peuvent déjà faire leurs curieuses observations en se promenant dans cet effrayant *paradou*, dans ce *Jardin des serpents !*

Avant d'aller plus loin, je dois exposer quelques notions théoriques qui feront comprendre l'importance de l'œuvre accomplie par l'Institut.

On connaît fort bien la physiologie pathologique de *l'envenimation* depuis les travaux de Calmette et de V. Brazil. Le venin bothropique est *hémorragique.* A la suite de la morsure, il se produit une sorte de décomposition du sang qui s'échappe des capillaires, d'où des hémorragies profuses dans le tissu cellulaire sous-cutané et sous-muqueux, avec congestion intense du foie, des reins, du cerveau. C'est une sorte de purpura suraigu. Le venin crotalique, au contraire, est un poisson *paralysant.* A

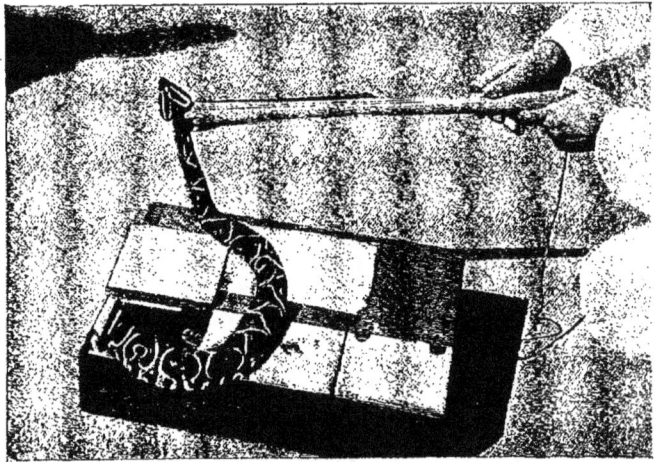

Fig. 17. — Butantan. — Introduction d'un cobra dans une caisse pour le transport.

doses non mortelles, il produit des paralysies transitoires, à doses mortelles, il produit des paralysies bulbaires avec troubles de la respiration, de la vision et de la circulation. La réaction locale au niveau de la plaie est nulle ou à peu près. La mort de l'homme survient au bout d'un temps variable, vingt-quatre heures généralement.

V. Brazil a étudié les effets des venins sur les animaux de laboratoire. Le venin des *crotalus terrificus* tue le pigeon à la dose de un millième de milligramme par la voie intraveineuse. Les doses mortelles des venins des autres espèces varient légèrement.

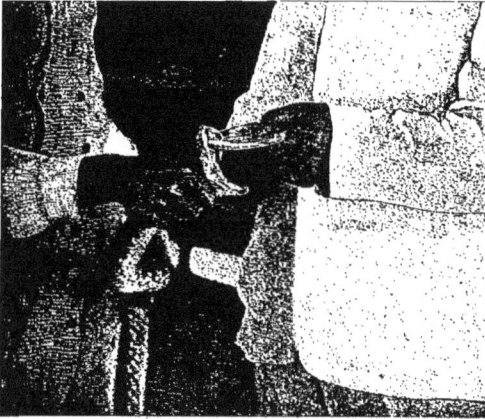

Butantan. — Extraction du venin : 1re position.

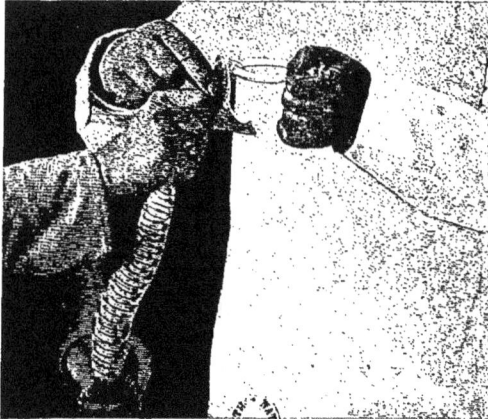

Extraction du venin : 2e position.

Quelques mots maintenant sur la préparation du *sérum antivenimeux* à Butantan.

Le sérum préparé à Lille par le Dr Calmette se montra au Brésil sans grande action. Comme lui-même le dit dans son remarquable livre « sur les Venins », à chaque venin correspond un sérum. Le sérum de l'Institut de Lille est surtout préparé avec du venin de serpents asiatiques, et quoique excellent pour la morsure de la vipère européenne, il est impuissant à combattre les effets du venin des serpents brésiliens, bothrops et crotales. Aussi Vital Brazil fut-il amené à préparer deux *sérums spécifiques*, l'un *anticrotalique*, l'autre *antibothropique*, qui ont une efficacité particulière, à petites doses, contre les venins de chacune de ces espèces. Mais comme il est rare que le blessé connaisse l'espèce du serpent qui l'a mordu, il était important de préparer en outre un *sérum polyvalent*, c'est-à-dire pouvant agir contre tous les venins indistinctement. C'est ce qu'a obtenu le Dr Brazil.

L'animal producteur de sérum antitoxique est le cheval ou l'âne. On prend des bêtes jeunes et saines, exemptes de toute maladie, particulièrement de morve. Les chevaux sont très sensibles à l'action du venin de serpent; aussi commence-t-on par leur injecter une dose minime de venin : 5/100 de milligramme; puis on augmente la dose. On répète les injections tous les cinq ou six jours; dès que l'animal semble souffrir ou perdre de son poids, on arrête les injections. Chose curieuse, si l'immunisation est bien faite, l'animal semble même se trouver très bien de cette absorption de poison; il engraisse, son poids augmente. Bien plus, un cheval en cours d'immunisation à qui on supprime les injections de venin dépérit à la manière d'un morphinomane qu'on prive de son poison habituel. Ce cheval est véritablement devenu *séromane!*

L'immunisation dure environ un an, et le cheval finit par recevoir des doses énormes atteignant 1 gramme. Le cheval est alors prêt et le sérum de son sang est antitoxique pour le venin avec lequel il a été préparé.

De cette façon on prépare à Butantan du sérum *anticrotalique*, du sérum *antibothropique* et du sérum *polyvalent*. Celui-ci s'obtient en alternant les injections de venin de l'une et l'autre espèce, et, comme son nom l'indique, il est *valable* contre la morsure de tous les serpents brésiliens, ce qui lui donne une valeur pratique exceptionnelle.

Le cheval immunisé peut fournir du sérum très longtemps, à condition de recevoir de temps en temps une nouvelle injection de venin. Après chaque saignée que nécessite la récolte du sérum, le pouvoir antitoxique baisse rapidement pour remonter quelques jours après.

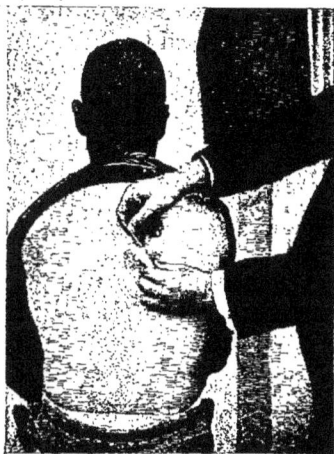

Fig. 18. — Butantan. — Injection du sérum anti-ophidique.

Chez l'homme, l'injection du sérum sous la peau doit être faite dans les douze heures qui suivent la morsure. Si on connaît l'espèce à laquelle appartient le serpent qui a mordu, il vaut mieux employer du *sérum spécifique* à la dose de 10 à 20 centimètres cubes, car il agit plus vite et avec une efficacité particulière. Si on ne sait pas de quel serpent il s'agit (ce qui est le cas le plus fréquent), il faut injecter du *sérum polyvalent* jusqu'à la dose de 60 centimètres cubes dans les cas graves.

Le sérum est livré au public en tubes enfermés dans de petites boîtes en bois. Son prix est minime : du reste, l'Institut de Butantan le distribue gratuitement aux Hôpitaux, aux Municipalités et aux particuliers

pauvres, avec des seringues à injection, et une notice sur le mode d'emploi. Pour toute rémunération, le Dr Brazil demande, à l'occasion, en
échange de son sérum, les serpents dont il a besoin; et, en apportant un
cascavel ou un *jararaca*, le paysan brésilien reçoit un tube du liquide sau-
veur.

J'étais très curieux de visiter l'Institut de Butantan pendant le peu de
jours que j'ai passés à Saint-Paul, aux portes duquel il est situé. Mon distingué confrère et ami, le Dr Alvès de Lima, que je ne saurais trop remer-
cier de sa généreuse hospitalité, me proposa aimablement de m'y accom-
pagner. Je transcris les notes ici prises sur mon carnet de voyage.

*
* *

... Une puissante automobile de 40 chevaux nous conduit, mon ami
le docteur Alvès de Lima et moi, en soulevant des torrents de poussière

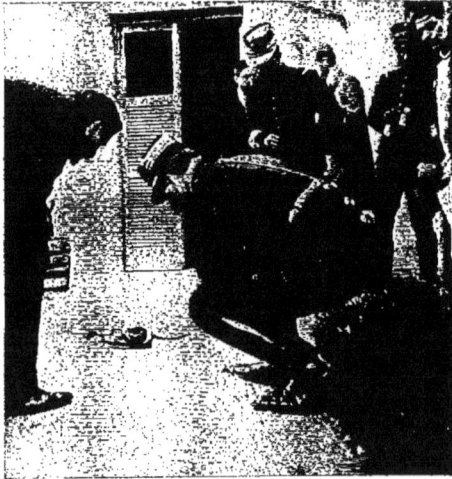

Fig. 19. — Butantan. — Les spectateurs du duel.

sur la route non empierrée qui traverse une campagne riante semée
d'arbres, d'arbustes exotiques. Au bout d'une demi-heure environ, nous

nous arrêtons à la porte d'une sorte de grand chalet qui fait partie d'un groupe de constructions récentes, l'Institut sérothérapique de Butantan. Un homme d'une quarantaine d'années, de haute stature, à figure énergique barrée d'une forte moustache noire, le teint basané, les yeux noirs singulièrement profonds, l'allure réservée et un peu lente qui contraste avec son aspect méridional, nous accueille sur le seuil. Il est revêtu d'une longue blouse blanche, comme un chirurgien ou un physiologiste qu'il est : c'est le Dr Vital Brazil, directeur de l'Institut, grand savant et grand philanthrope. A lui, le Brésil (et aussi d'autres États de l'Amérique du Sud) doit la fabrication méthodique du sérum qui guérit la morsure des nombreux serpents de ces régions tropicales, morsure mortelle qui tuait au Brésil naguère plus de 1.000 personnes par an.

Il a commencé par étudier seul : c'est un *self made man*; puis il est allé se perfectionner à Paris près de Roux, à Lille, près de Calmette, à Berlin près de Koch. Il parle le français assez purement, mais sans facilité. Du reste, il parle peu : il faut provoquer les explications de cette homme modeste et un peu taciturne.

Nous entrons d'emblée dans le laboratoire, grande salle où sont rangés des bocaux contenant des serpents dans l'alcool : serpents de toutes grandeurs, de toutes couleurs, de toutes formes, intacts ou disséqués pour montrer leurs divers organes, dont quelques-uns (qui l'eût cru?) sont farcis de parasites spéciaux. Il y a aussi, dans d'autres bocaux, d'horribles insectes venimeux, des scolopendres énormes et de monstrueuses araignées-crabes. Nous n'avons que peu de temps à consacrer à notre visite; nous sommes donc pressés, le Dr Vital Brazil le sait. Il sait aussi que la *grande attraction* pour nous, c'est le serpent mangeur de serpents, le bon serpent si l'on peut ainsi parler, qui, inoffensif lui-même, détruit ses congénères venimeux dont la morsure est sur lui sans effet. Je supplie le Dr Vital Brazil de nous offrir ce curieux spectacle; il était préparé à ma requête et y acquiesce de bonne grâce. Seulement, le bon serpent a déjà mangé il y a environ huit jours, et pour un serpent, la digestion est lente et l'appétit long à revenir... Essayons cependant!

Voici le bon serpent : on l'extrait d'une boîte à l'aide d'un bâton recourbé en crochet qui le saisit au milieu du corps, en anse, comme une vulgaire saucisse, et le dépose sur le sol, près de nous. C'est une sorte de grande couleuvre, d'un mètre de long environ, de couleur

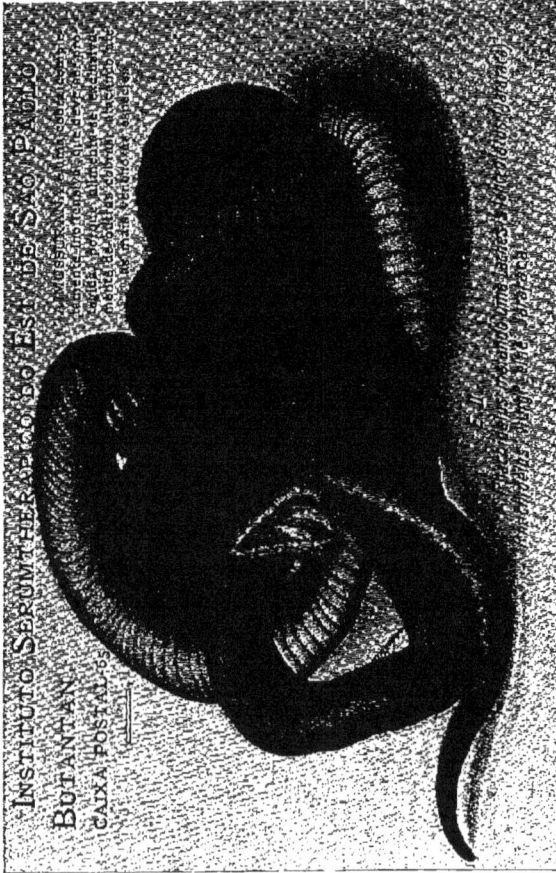

Fig. 20. — Butantan. — Combat de serpents.

bleuâtre, ayant le reflet de l'acier, et si brillant qu'il en paraît humide. Il rampe lentement et redresse sa tête plate en dardant une langue qui nous paraît fort redoutable malgré sa bonne réputation; pour nous ras-

.surer, le docteur Brazil le prend dans ses mains et l'enroule autour de son bras ; il nous apprend en même temps son nom scientifique : *Rachidelus brasili*, son nom vulgaire est *Mussurana*. Les paysans et les chasseurs le connaissent depuis longtemps, mais ils ignoraient encore récemment ses mœurs et ses goûts si utiles.

Avec le même bâton crochu on extrait d'une boîte un autre serpent : celui-là est excessivement venimeux, c'est le terrible *Lachesis lanceolatus*, le *Jararaca* des Indiens ; sa morsure, en quelques minutes, tue bêtes et gens. Nous nous reculons instinctivement. On l'a déposé près du *Mussurana* bienfaisant et nous faisons cercle autour d'eux à distance respectueuse ; — j'avoue que je regarde derrière moi si je suis près de la porte ouverte...

Les deux reptiles sont là, côte à côte, bien tranquilles : ils ont l'air de s'ignorer. M. Brazil croit décidément que le Mussurana, repu depuis peu, « ne marchera pas », si j'ose m'exprimer ainsi. Soudain, il a fait un mouvement et s'est rapproché de sa redoutable victime. Celui-ci a vu comme nous l'ondulation de son adversaire ; à son tour, il bouge ; veut-il s'échapper ou compte-t-il sur ses crocs irrésistibles ? Avec une promptitude incroyable qui montre bien que son apparente torpeur n'était que de la tactique, le bon serpent a lancé sa gueule ouverte sur le cou de sa proie en visant la nuque, pour l'immobiliser ; mais l'autre, sur ses gardes, s'est vivement retourné et a dardé ses crocs dans le corps ennemi. Vaine blessure ! Celui-ci est immunisé par la Nature. Et voilà qu'en un instant le Lachesis est enlacé, tordu autour de la spirale musculeuse que forme le corps de son adversaire ; ils roulent convulsivement l'un sur l'autre, l'un dans l'autre, et je me demande une minute si le Mussurana n'essaie pas d'étouffer le Jararaca. — Bientôt, je me rends compte de sa manœuvre : il a saisi l'ennemi plus bas qu'il ne le voulait d'abord, mais peu à peu, en avançant sa prise graduellement, il a cheminé avec sa gueule jusqu'à celle du Jararaca. Maintenant, il s'est solidement amarré à la mâchoire inférieure ; il la serre comme dans l'étau de sa petite tête plate, qui semble un instrument de chirurgie ou de tortionnaire, une pince d'acier encliquetée. La tête venimeuse, lamentablement ouverte et comme désarticulée par l'effort constant qui la tire, dépasse de quelques centimètres les anneaux qui étreignent le corps autour

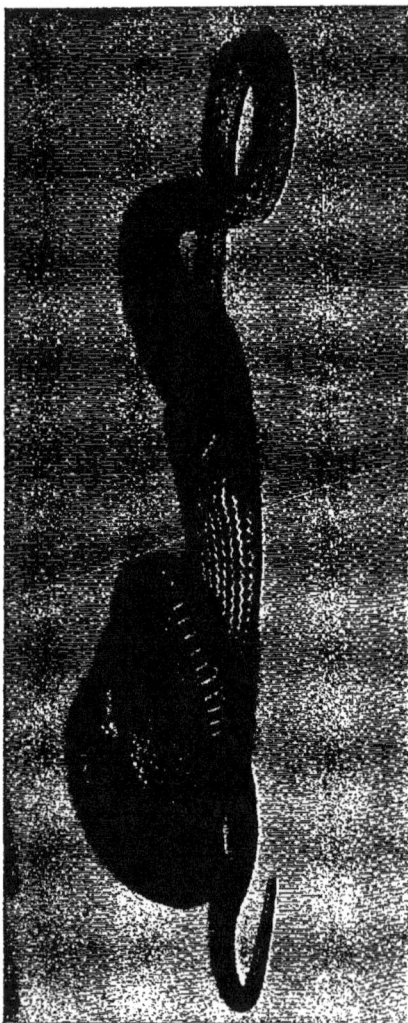

Fig. 21. — Butantan. — Après sa victoire le Mussurana avale le Jararaca.

duquel ils se sont enroulés ; les derniers anneaux forment une sorte de

billot sur lequel repose et se renverse le col tendu comme une corde de
cabestan.

Le corps entier du mauvais serpent disparaît sous l'enroulement du
bon serpent; ses extrémités seulement restent visibles : la tête écartelée,
d'un côté, la queue qui s'agite lentement, pathétiquement, de l'autre...

— « Il va lui luxer les vertèbres cervicales », me dit doucement le docteur Brazil, « vous verrez, c'est très curieux ! »

En effet, c'est très curieux, et même un peu horrible à voir. Mais nous
sommes comme fascinés par ce spectacle, la lutte du bon et du mauvais
reptile, d'Ormuz et d'Ahrimane...

Pendant quelques minutes, qui m'ont paru interminables, Ormuz a
étiré le col de son adversaire demi-mort en prenant appui sur ses propres
anneaux qui l'étreignaient et agissant ainsi par l'ingénieux mécanisme
du levier. Puis, il a commencé à tordre lentement de droite à gauche et
de gauche à droite, ce cou allongé, effilé... Ahrimane était-il mort quand
j'ai quitté ce spectacle pour aller voir le reste de l'établissement? Je
n'oserais pas même affirmer qu'il le fût entièrement lorsque Ormuz,
après notre départ, a commencé à l'avaler... Une heure plus tard, quand
nous sommes revenus, la chose était presque finie. Le bon Mussurana
était maintenant étendu de tout son long sur le sol, à la place où nous
l'avions laissé enroulé en boule. On apercevait nettement, au renflement
brusque de son armure d'acier, le point où s'arrêtait l'engloutissement de
sa proie : celle-ci avait disparu, avalée jusque tout près de la queue;
et, détail qui m'a frappé et qui m'a ému malgré ce que je sais de l'in-
conscience des mouvements réflexes, cette petite queue s'était enroulée
autour du pied d'une table, et s'y cramponnait encore avec des tressaille-
ments convulsifs.

* *
*

En terminant cette trop longue conférence, j'émets le vœu d'avoir
réussi, dans une faible mesure, à montrer quelques côtés du merveilleux
développement de la civilisation dans les deux grandes Républiques de

l'Amérique du Sud. — Comme certaines plantes européennes importées dans ces terres-vierges y prennent rapidement une croissance prodigieuse, ainsi les semences scientifiques venues d'Europe, et surtout de France, ont crû et fructifié, de manière à nous étonner. Et, je le dis bien haut, mes éloges ne sont pas un remerciment pour l'accueil que j'ai reçu, c'est un acte de justice.

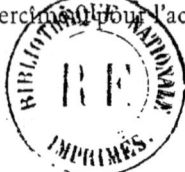

MACON, PROTAT FRÈRES, IMPRIMEURS